頭《とう》鍼《しん》療法

「てっぺんのはり」の奇跡力

てっぺんのはり主宰 頭鍼治療家
遠山 繁

まえがき

これからこの本でお話ししていく「てっぺんのはり＝頭鍼療法」とは、わが国ではまだあまり知られていない、鍼による画期的な治療法であります。

これは、極細の鍼を軽く頭皮に打っていくだけで、疼痛や麻痺、内臓疾患や、うつをはじめとした精神疾患、免疫系の疾患、そして一般的には「治らない」とされている難病と呼ばれるような症状まで——現代の極限まで細分化した病院医療が対象としているあらゆる「病気」を、薬も一切使うことなく治してしまうという、特異、かつきわめて先進的な治療法です。

この頭鍼療法の持つ驚くべき力は、すでにアメリカ、ヨーロッパを中心に国際的に認められており、ドイツやハンガリー、ブラジルなどでは保険診療の対象となっています。その一方、日本ではまだまだ認知されていないのが実情で、なんとも残念なことです。

多くの患者さんたちが、藁にもすがる思いで、あるいは半信半疑で、私のサロンのドアを叩き、この頭鍼療法に出会い、頭鍼療法によって、それまでは想像もできなかったような快復を体験して、失いかけていた希望を取り戻していくさまはまさに「奇跡」です。しかしそれは降って湧いたような奇跡ではなく、明確なエビデンス（科学的な根拠）に基づいた治療とその結果である、と私は確信しています。

私が初めてこの頭鍼療法に出会ったのは１９９９年のことでした。頭皮に鍼を打つだけですごい効果を上げている人がいる、海外ではすでに有名な治療法だと、ある人から聞いたのです。

頭に鍼？　すごい効果？

すでに鍼灸師として、また操体法の指導者として、長年キャリアを積み、大きな自信があった私でしたが、常に高いレベルの治療を志し、また大いなる野次馬根性に富む私自身の性分から、これはぜひ見ておかなくてはならないと考えたのです。

そしてこの画期的な鍼治療「山元式新頭鍼療法（ＹＮＳＡ）」の開発者であり、ハーバード大学でも教鞭を取っておられた日本人外科医、山元敏勝先生に会いに行きました。

そこで私が目にしたのは頭鍼療法の驚くべき効果でした。それまでどんな治療を受けても治らなかった深刻な障害や麻痺が、その場で、みるみる改善されていくのです。

口もきけないほどの大きな衝撃を受けた私は、すぐに山元医師に教えを乞い、必死で学び、そして、それまでの私のキャリアを捨ててもいいというほどの強い覚悟と自信を持って、頭鍼療法の専門家として再スタートを切ったのです。

私を慕い、信頼してくれていた多くの患者さんたちも、私の治療方法ががらりと変わったことにさぞかし驚いたことでしょう。しかしそれ以上に、この頭鍼療法の持つ絶大な効果に、もっと驚いたにちがいありません。

あれから十数年が経過しました。その間も私は頭鍼療法をベースにした治療と研究を重ね、頭鍼療法をさらに深く高く進化させて、遠山流の頭鍼療法を「てっぺんのはり」と名付けました。

またその効果を高め長く持続させるためのさまざまな方法（運動法・食事法・思考法など）を「遠山メソッド」としてまとめあげ、最新の科学的な知見を加えることも怠らず、ひとりでも多くの悩める人たちに提供していきたいと考えています。一日でも長い、健康で幸福なる人生のために。

目次

第3章　遠山メソッド最新証言集
私たちを救った「頭鍼療法」　脳から引き出せ！奇跡の力

イラスト　宮下やすこ

本文中に登場する人物はすべて仮名です。

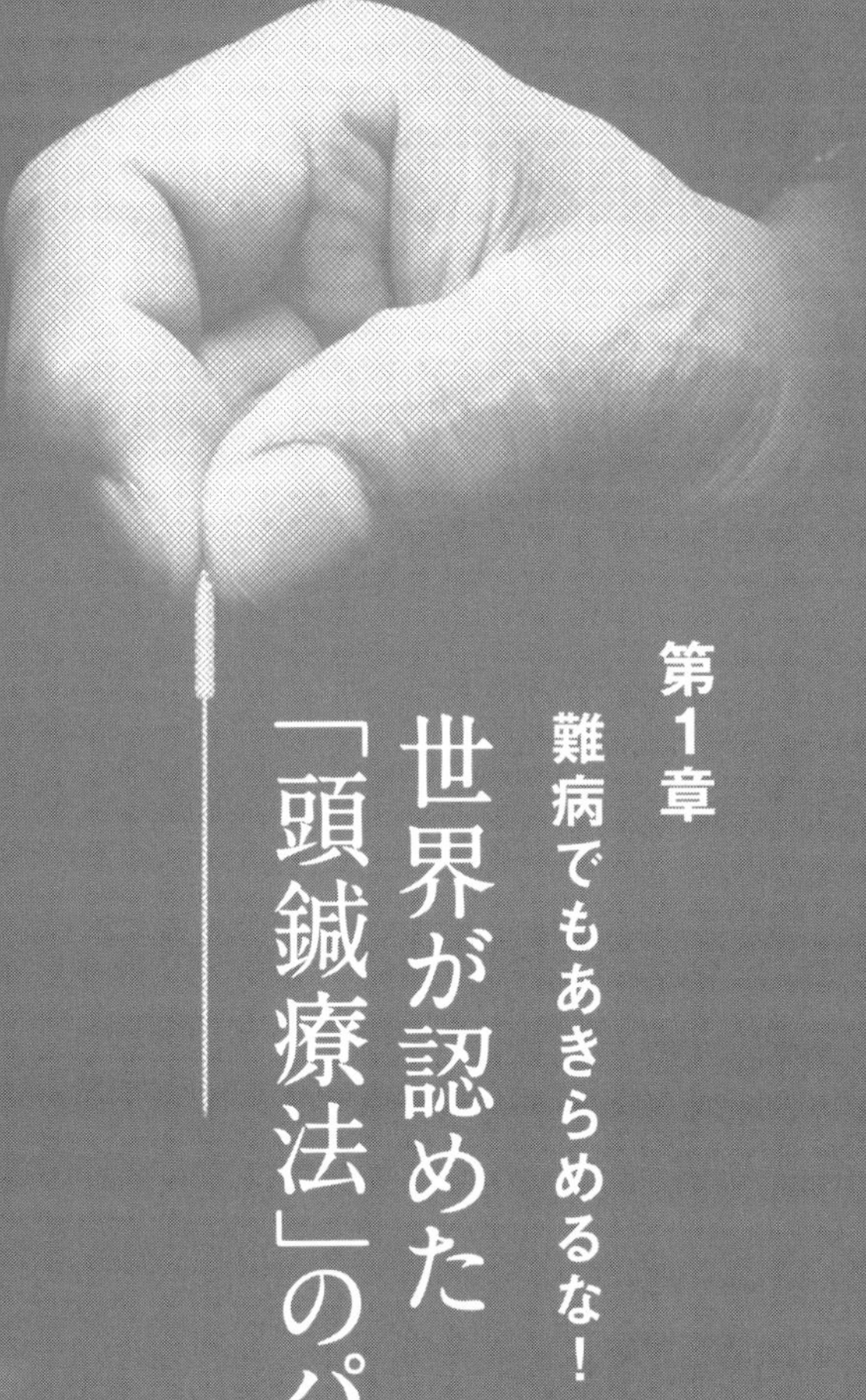

第1章

難病でもあきらめるな！
世界が認めた「頭鍼療法」のパワー

頭皮に一撃！　鍼だけで難病も治す！

ドイツではすでに保健診療に認定

「てっぺんのはり」とは、私が横浜に新たにオープンした新しい鍼治療サロン（そごう横浜店）の登録商標であり、私の鍼治療のスタイルを示すネーミングです。

専門的には「頭鍼療法」と言って、頭皮にごく軽く、極細の治療鍼を打つだけのとてもシンプルな鍼療法です。

「頭鍼療法」と言っても、聞いたことがない、という人がほとんどかもしれませんね。

ドイツでは整形外科医のなんと90％が治療に取り入れ、ドイツはもちろんブラジル、ハンガリーなどでも、健康保険の対象になっている国際的にも認知された治療法です。

「頭鍼療法」をあえて分類すれば、いわゆる鍼治療のひとつであり、そのルーツは中国医学系の伝統医療ということになりますが、この分野でもきわめて革新的な現代の鍼療法です。

そのいちばんの特長は、驚くほどシンプルな治療方法だということ。「頭皮に鍼を打つだけ」なのです。

患者さんは診察ベッドに寝そべったり、服を脱いで患部を見せたりすることはありません。イスに腰かけたまま、頭に軽く刺鍼するだけです。

オールラウンド、そしてきわめて高い即効性

当たり前ですが、鍼治療ですから薬も一切使いません。つまり副作用もないし、薬漬けで薬がないと不安になるという心配もありません。

そしてもっと驚くべきことは、この「頭皮に一撃！」の頭鍼療法は、腰痛や肩こりから、糖尿病や原因不明の難病に至るまで、あらゆる心身のトラブルに高い効果を上げているということです。

そして初めての治療から、すぐに高い効果が現れる「即効性」も、この頭鍼療法の大きな特長です。

日本が生んだ「世界の頭鍼療法」

これまで私はこの頭鍼療法で、さまざまな病気の症状に悩む多くの患者さんを治療してきました。

その範囲は整形外科から内科、産婦人科、歯科、精神神経科など、一般の病院であればいくつもの診療科にまたがるほどの幅広さです。

そのなかには世間では「難病」と考えられている、

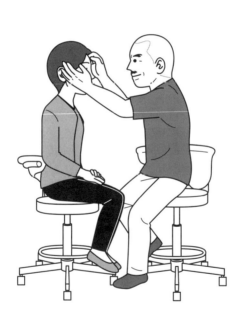

頭鍼療法はイスに座ったまま
気楽に受けられる

原因や治療法もわからない疾患も多く含まれています。

しかし薬も使わず、外科手術に頼ることもなく、普段着のまま「頭皮に一撃！」のこの治療を受けるだけで、さまざまな病状が改善し、多くの人が回復を果たし、健康と笑顔を取り戻しました。その様子を目のあたりにして、私自身が頭鍼療法の奇跡的な力に驚き、幾度も感動を覚えてきたのです。

実はこの頭鍼療法はもともと日本で考案された療法なのですが、海外ではすでに広く認知されているにもかかわらず、母国日本ではまだごく一部の人にしか知られていないのは、不思議と言うか残念と言うほかありません。

医師が匙を投げた人を救う

それでは頭鍼療法をもっと具体的に説明していきましょう。

一般的な鍼治療では、からだの患部に鍼を打っていきますが、頭鍼療法では、頭皮の反応が出ているポイントのみに集中して刺鍼を行います。

施術の際に、患者さんは寝たり、服を脱いで患部を露出する必要がありません。私のサロンに来たその格好のまま、イスに腰かけて、短時間で治療を行うことができます。

鍼は痛いのでは？　という先入観を持つ人もいますが、極細の鍼を頭皮に０・５ミリほど刺すだけなので、軽い刺激はありますが、これといった痛みもなければ、もちろん副作用もありません。

そして何より頭鍼療法は、即効性が高いことが大きな特長です。初めての治療から効果がすぐに現れるのです。

とくに首・腰・肩・頭痛などの痛み、めまい・耳なり・不眠・更年期障害など不定愁訴の治療、また脳出血・脳梗塞による半身不随・麻痺・言語障害・めまいなどには、素早くたいへん大きな治療効果が現れます。

リウマチやパーキンソン症候群といった完治はしないと言われている症状にも、頭鍼療法は大きな効果を上げています。横浜そごう（横浜駅東口）にある私のサロンに、関東のみならず日本全国、遠方から多くの患者さんが訪ねてくるのは、頭鍼療法の効果の証しにほかなりません。

私のサロンのドアを叩く患者さんは、難しい症状に苦しむ方がとても多いのです。病院をいくつも渡り歩いたが少しも良くならなかったとか、痛みやしびれが慢性化してしまって、どうにもならなくなって、「これ以上は治せない」と医師にも匙を投げられてしまった患者さんたちにとって、この頭鍼療法はいわば最後の砦なのです。

「頭皮に鍼」だけでなぜ治せるのか？

脳と神経系からからだを治す

なぜ頭鍼療法は「頭皮に鍼を打つだけ」というシンプルな治療ひとつで病気を治してしまうのか。

患者さんの数だけあると言ってもいいさまざまな症状を解消し、難病と考えられている疾患まで、なぜ頭のあるポイントに刺鍼するだけで治してしまうのか。

それは頭鍼療法が、人の「脳」と「神経系」にてきめんに作用するからです。

からだのさまざまな故障、痛みや異常を感じているのは、脳です。脳は異常事態になったからだに対して、自ら回復するために、神経を通してさまざまな指令を出しています。脳はいわば心とからだの指令塔なのです。

そのいい例が免疫システムです。わたしたちが風邪をひくと、脳は免疫システムを発動して、たとえば高熱を出すようからだに指令を出します。からだはその指令を受けて高熱を出すことで、体内の細菌やウィルスを死滅させたり排出しようとします。こうした一連の自己治癒の働きを司っているのが脳と神経なのです。

そこで鍼という、からだにきわめて負担の少ない方法で、からだの司令塔である脳と、その伝達回路である神経系に刺激を与えることで、自己治癒力のスイッチを入れてあげるのが、この頭鍼療法という治療法なのです。

回復から健康の持続へ
遠山メソッドは総合療法

「頭に鍼を打つ」と聞くと、尻込みしてしまう人もなかにはいるでしょう。

ですが実は、頭蓋骨に守られた頭部は、他の部位よりもむしろ安全性が高いのです。

さらに私の治療法は「頭皮への鍼」だけではありません。整体法の一種である「操体法」、生活習慣や食習慣の指導までを含めた総合的な治療法であり、これを「遠山メソッド」と呼んでいます。

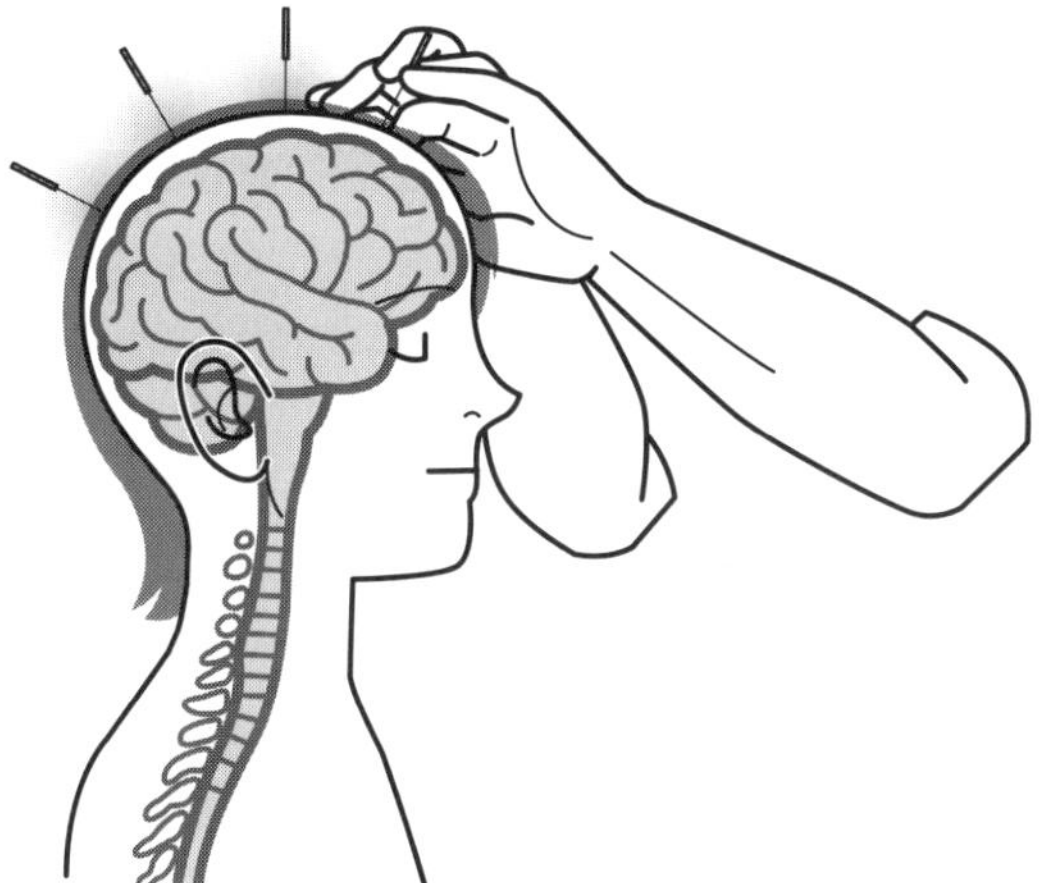

頭鍼療法は脳と神経系から
からだを治す

頭鍼療法をメーンに、その効果を高めること、そして患者さんがそれぞれの日常生活のなかで実践できる運動や食生活の改善によって、頭鍼療法の治療効果をなるべく長く持続してもらうことが「遠山メソッド」の目標とするところなのです。

また最新の医療機器を積極的に導入していることも、遠山メソッドの特長と言えるでしょう。医療のなかでも治療機器の進化はそれこそ日進月歩ですから、こうした最新技術の情報を常に取り込み、有用なものなら積極的に取り入れるようにしています。これも後で詳しくご紹介しましょう。

さらに多くの診療科の医師たちとの連携を深め、知見や情報を交換し合うことで、自分の知識と治療技術をさらに磨き、充実させる努力も怠っていません。

これまで、公の場で詳しくお話しする機会がなかった遠山メソッド。その全貌を、これから公開していきましょう。

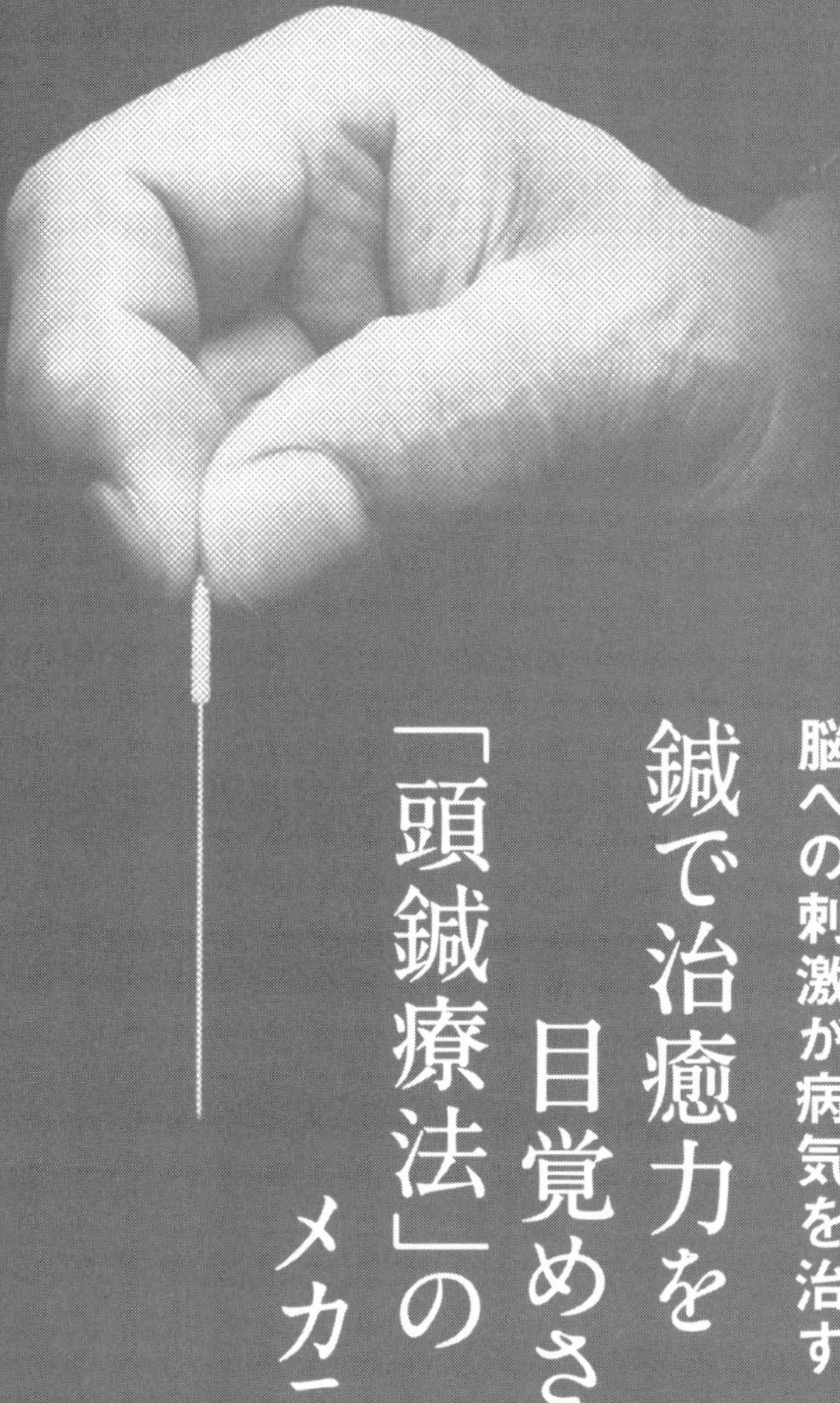

第2章

脳への刺激が病気を治す

鍼で治癒力を目覚めさせる「頭鍼療法」のメカニズム

遠山メソッド誕生！　進化した頭鍼療法

頭鍼療法で20歳若返る！

これから遠山メソッドの驚くべき実力を詳しく説明していく前に、ちょっと自己紹介させてください。

私がいくつに見えますか？　当ててみてください。

多くの人が私の実年齢を聞いて驚かれますが、現在70歳。1日1食で毎日6時間の診療を続けていますが、元気そのものです。私の腕の筋肉を見てもらえばわかるとおり、筋トレで鍛え、私が考案した筋トレ法のほか合気道教室を開催して指導にあたっています。

世間で70歳と言ったらとっくの昔に引退している年齢ですが、私は現役そのもの。忙しい治療のかたわら、後進の治療家を育成するのみならず、治療院の経営者として成功するための経営戦略も教えているんです。

私はインターネットの人気動画サイトでも、治療を希望する人や治療家を志す人たちに向けてさまざまな情報を公開しています。それを見てサロンにやってきた人のほとんどが、まず「実際の私」と年齢とのギャップに「エーッ！　ホントに!?」と驚きの声を上げます。

私は常々公言しているんですが、鍼で「20歳若返る方法」がここにあります。それが遠山メソッドです。そのいちばんの証拠が、この私自身なのです。

遠山メソッドのベースとなった「頭鍼療法」

私が行っている治療は、「頭鍼療法」をベースにした治療法です。これから多くの治療例を紹介していきますが、頭鍼療法は頭皮に軽く鍼を打つだけで、痛みや麻痺だけでなく、精神疾患なども含めて、心身全体に働きかけ、症状を緩和し改善します。

ただし私の治療はこの頭鍼療法だけにとどまりません。私自身が若いときに体験した深刻な腰痛を治してくれた「操体法」や、人間にとっては健康の基本中の基本である食事療法を併行して用いることで、頭鍼療法の効果を高め、良好な状態をより長くキープするのです。

それが「遠山メソッド」です。

遠山メソッドを語る前に、まずは頭鍼療法についてお話しすることにしましょう。

ここで言う頭鍼療法とは、正式には「山元式新頭鍼療法」と言い、英語表記の頭文字を取って「ＹＮＳＡ」という略称で呼ばれてもいます。これは名称にもなっている医師・山元敏勝先生によって考案された治療法です。この山元先生が、鍼治療における私の師匠です。

ハーバード大でも頭鍼療法を教えている

山元先生は日本で医学の基礎を学ばれた後、若くして海外に活動の場を移し、研究とともに臨床経験を重ねてきました。昭和40年代に帰国されてからは宮崎県内に「山元医院」を開設、その後は治療のかたわら鍼治療の研究を重ね、そのなかから編み出されたのが「山元式新頭鍼療法」です。

この治療法はすでにその効果が世界的に知られており、先にご紹介したとおりドイツ、アメリカ、ブラジルなどの国々をはじめ、欧米を中心に海外では多くの医師が積極的に治療に取り入れて実践しています。

そしてあのハーバード大学では、山元先生の理論と治療の実践について一冊の本がまとめられ、教材として使われているのです。医師向けに行われる先生のセミナーは常に大盛況。また先生ご自身、海外の医療機関から招かれ、ご高齢の今も年に10回ほどの海外講演を行っておられます。それほど頭鍼医療に対する国際的な評価、信頼が高いのです。

頭鍼療法がなかなか認知されない理由

このように、山元式新頭鍼療法は、その効果が世界的に認められた治療法であるにもかかわらず、残念ながら日本では、まだほとんど普及していません。

その理由はいろいろ考えられますが、最大の理由は「習得の難しさ」です。

この治療では、頭のどこに鍼を打つかが非常に重要です。わずかでも「ポイント」を外してしまったら、効果を望むことはできません。このポイントとは、頭鍼療法の基本概念のひとつで、症状に応じて刺鍼しなければいけない場所＝点を意味します。いわば「治療点」です。そしてそのポイントを見極めるには、正確な診断が不可欠なのです。

つまり「からだの異常を正しく診断し、それに対応したポイントに正確に鍼を打つ」という、ふたつの技術が要求されるのです。

「難しいと言ったって、鍼灸治療と同じじゃないのか」

そうおっしゃる方もあるでしょう。たしかに見た目には、一般の鍼治療とそれほどちがうわけではありませんが、施術する側から見ると、それほど単純な比較はできないのです。

治療者の技量で効果に雲泥の差がある

まず、診断ではとても繊細な感覚が必要です。ほんのかすかな異常を感じ取る敏感さがないと、正しい診断はできません。診断が誤っていたら、いくら鍼を打ったところで効果が現れることはありません。

鍼を打つポイントも同様です。ほんの数ミリ、そのポイントがズレていたら、正確な診断も水の泡です。

私自身、山元先生に師事し、理論と実践を学ばせていただきましたが、その習得は決して容易なものではありませんでした。些細な変化も見逃さないよう感覚を研ぎ澄まし、何年も訓練を積み重ねて技術を磨いて、ようやく身につけることができるものです。それほどに難しく、またそれだけに、正確な診断と刺鍼の技術があれば、抜群の効果が得られる治療法なのです。

ですから頭鍼療法は、治療者の技術によってその効果に雲泥の差があり、神業とさえ思えるような効果を1回目の治療で出せる治療師もいれば、時間のかかる治療師もいるというのが実情です。

鍼で脳が目覚める！　頭鍼療法が病気を治すメカニズム

「頭皮に鍼」でなぜ痛みが消えるのか？

鍼治療と言うと多くの方は、背中や腰、あるいは手足などの全身のツボに鍼を打つ光景をイメージすることでしょう。

ですが、頭鍼療法では、鍼を打つのは頭部のみです。腰痛や膝痛、五十肩などの場合でも、腰や膝や肩などの痛みやこりを感じる場所＝患部に鍼を打つことはありません。頭皮に鍼を打つだけで、ほとんどの痛みや麻痺、心身のトラブルが改善できるの

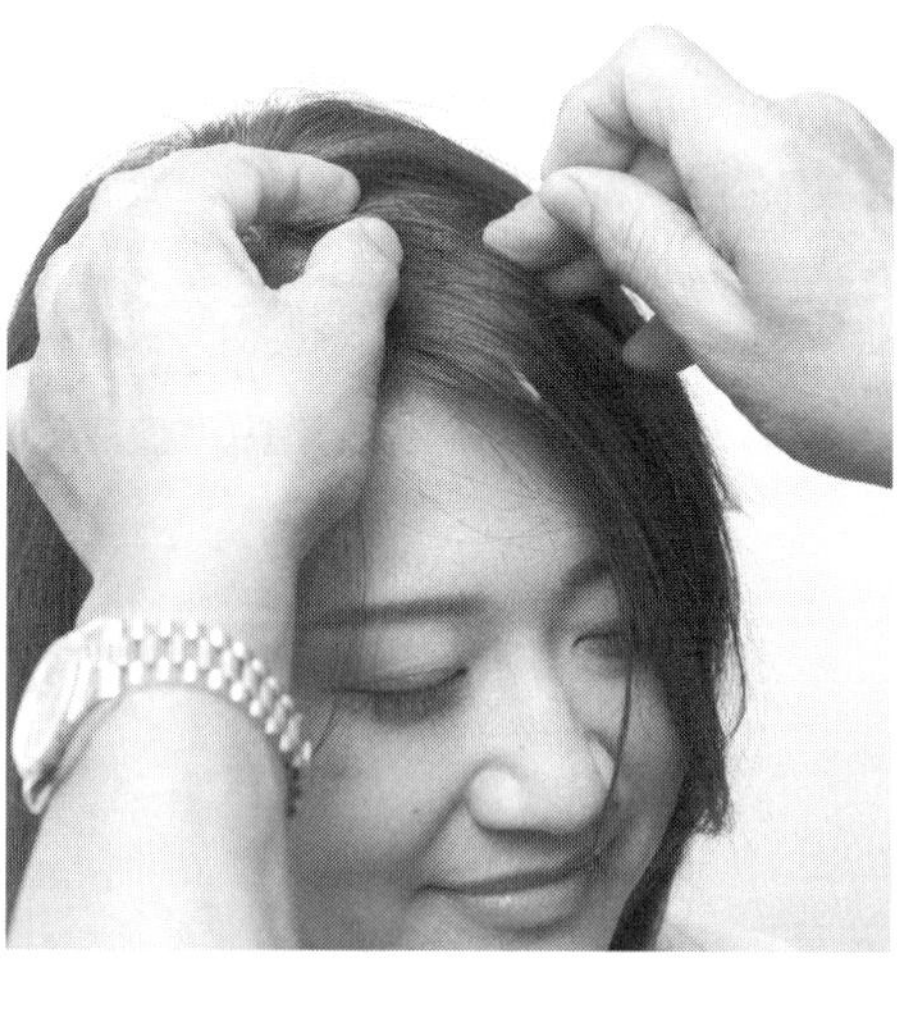

です。

なぜ、頭皮に鍼を打つだけで、つらい痛みや麻痺が消え、症状が改善されるのか？ 多くの方々が、そこに疑問を持たれることでしょう。実際に当院に来院される患者さんの多くが、そうした疑問を口にされます。

脳が痛みを作り出している

ですがこれは、それほど不思議なことではありません。肩こりにしろ腰痛にしろ、その痛みやこり、違和感や異常を実際に感じているのは、肩や腰ではありません。それは脳なのです。私たちは肩や腰ではなく、頭のなかの脳神経で「肩がこった」「腰が痛い」と感じているのです。ですから痛みを作り出しているのは脳である、とも言えるでしょう。

それならば、頭部に存在する脳神経のポイントを刺激して、脳が感じている痛みを取り除いてしまえば、肩でも膝でも腰でも、その痛みを鎮めることができるはず——これが頭鍼療法の基本的な概念です。こりや痛みに限らず、ほかの多くの症状にこの考え方が適用できます。

遠山メソッド独自のポイント理論

私が山元先生から学んだ理論と技術をもとに、私はさらに研究と実践を繰り返してデータを蓄積してきました。そのなかで重要なことは、「ポイントは固定されていない」ということです。

みなさんは鍼治療を受けたことがあるでしょうか？　鍼灸治療を扱う治療院に行くと、たいてい「人体経絡図」というような、全身に散らばって存在するツボの位置を示したポスターが壁に貼ってありますよね。いわゆるツボの位置が細かく書き込まれた小さな人体模型もよく見かけます。

これは治療家が施術の参考にするというより、もっぱら患者さんに説明するのに使います。こうしたものを見せられると、たとえば「肩がこったときはこのツボを刺激すれば良いのだな」ということが素人にも視覚的によくわかりますが、実際にはひとりひとり体格も異なるし、ツボはきわめて小さな点であり、また人によって場所が微妙に異なるものなのです。ツボを正確に探り当てるには長い経験と鋭い感覚が不可欠です。

「ポイント」は固定していない

遠山メソッドの「ポイント」という概念は一見このツボにも似ていますが、その位置は非常にシビアで、イラストや写真に示してわかるものではありません。鍼がほんの数ミリずれているだけで、期待される効力を発揮してくれないのです。

先ほどお話ししたように、山元先生が体系化した頭鍼療法は、すでに教科書としてまとめられています。そのなかには、頭部に点在しているポイントの位置が明確に記載されてもいます。

ただしこれはあくまでも目安に過ぎません。その位置はかならずしも固定されておらず、人によって微妙に場所が異なっており、また症状の経過にしたがって移動することもあるのです。私たち治療師は、そうしたちがいや変化を正確に見極めて、的確な刺鍼治療を施さねばなりません。

そして実践を重ねていくことで、私はさらに有効なポイントを見つけ出し、それを体系的にまとめてきました。その結果、現在、私が行っている遠山メソッドの頭鍼療法にたどりついたのです。

多くのポイントが集まる「エリア」

頭部には、刺鍼のターゲットである「ポイント」が、狭い範囲に密集している部分があります。私はそれを「エリア」と呼んでいます。これは特定の部位や症状に効果を現すポイントが密集している範囲のことで、「ポイントの宝庫」とも表現できるでしょう。このエリアに集まっているポイントを取捨選択しつつ、必要な箇所に鍼を打てば、より効率的な治療を行うことができます。

このエリアという概念は、ＹＮＳＡにも存在します。

ですが私は実践を重ねるなかで、このエリアがかなり数多く存在することを発見しました。それによって、施術ポイントを見極める作業がより正確に、さらに素早くできるようにもなりました。

ごく狭い範囲にポイントが密集しているエリア。そのなかから、どのポイントに刺激を与えるかを判断することは、やはりそうかんたんではありません。

ですがエリアの概念を知ると「どこに治療を施すべきか」ということが、より明確にわかってきます。

人によっても微妙に異なるこのエリアとポイントを、可能な限り正確に見極めること……ここから施術がスタートします。

脳の「認識」を書き換える　頭鍼療法の威力

たった数本の鍼が万病を解決に導く

頭鍼療法の持つ治療効果、その守備範囲の広さは、まさに特筆に値します。施術する私自身が驚くことも多いのですが、実にさまざまな症状にその高い効果を発揮してくれます。

《頭鍼療法の対象となるおもな疾患・症状》

・疾病等による急性・慢性の疼痛
・疾病等による麻痺
・各臓器の機能障害、機能低下
・耳鼻科
・眼科
・皮膚科
・アレルギー科
・婦人科
・内分泌科
・口腔科
・歯科
・神経科・精神科領域の疾病
・難病を含む各疾病の症状

あえてざっとかんたんに並べてみましたが、これは「たいていの異常には改善効果を見込める」ということにほかなりません。なかでも痛みに対する効果は絶大です。肩こりや腰痛といったありふれた痛みはもちろん、リウマチの痛みも緩和できます。

運動障害や麻痺にも強く、来院するときは介助が必要だった患者さんが、治療が終わると自分の足でスタスタと歩いて帰られたという例は、数多くあります。

また自律神経失調症やうつなど神経系の疾患、精神疾患への効果が見られた例も多数ありますし、パーキンソン病の症状の沈静化や糖尿病における状態の改善など、西洋医学では難しいと思われる改善例も枚挙にいとまがありません。

それらの治療例は本書にもいくつか掲載していますが、私自身の感覚としては、この頭鍼療法は心身のあらゆるトラブルを解決に導くものだととらえています。

もちろん、治療効果の大小や改善までの期間の長短はあります。人それぞれに症状の種類もその軽重もちがいますから、「1度の治療ですべて解決できる」と断言することはできません。

ですが私自身は、目の前の患者さんに対して「今すぐこの方の苦しみを取り除くのだ」という気概とともに、日々の診療に当たっています。そうした姿勢そのものも、私自身が驚くような治療効果につながっているのだと思います。

それにしてもこれらの効果が、「頭皮に鍼」というシンプルな治療だけで得られるというのだから本当に我ながら驚いてしまいます。

頭部への集中施術が脳への効率的な作用を起こす

「でも、全身の神経は脳につながっているんだから、頭に鍼を打たなくてもいいんじゃないの?」

こんなふうに考える方もおられるかもしれませんね。たしかに全身を走る神経細胞は、すべて脳につながっています。「すべての道はローマに通ず」というわけで、どんな回り道をしても、全身のネットワークは脳に連結されているのです。

だったら、別に頭部でなくても、たとえば手の甲とか全身の施術しやすい場所に鍼を打てばいいじゃないか、という考え方も出てきます。

たしかにそういう理屈も可能かもしれません。

ですが頭皮への鍼は、患部に鍼を打つ場合と比べて、その効果が如実に現れます。現在のところ「なぜそうなのか」を科学的に解きほぐすことはできません。それは経絡とかツボの存在が、科学的に証明できないのと同じことです。

これは経験則としか言いようがないのですが、頭のポイントに鍼を打つことによって脳を刺激し、明らかな反応を得ることができるのです。おそらく頭皮を走る神経細胞群は、脳にいちばん近い神経回路であることから、全身の神経回路のなかでもっとも上位に位置し、そのせいで反応が高いのかもしれません。

「頭に鍼」で脳の認識を書き換える！

頭鍼療法とは、ひと言で言うと、頭皮に鍼を打つことで「脳内の認識を書き換える」ことである、と説明することができるでしょう。

子どもの頃、転んで膝を擦りむいたりすると、「痛いの痛いの、飛んでけ～」とお母さんがおまじないをかけてくれたものです。お母さんのこの呪文で、ついさっきまでの痛みがスッと消えてなくなってしまう。こうした経験を多くの方がお持ちのはずです。

考えてみると不思議なことですが、頭鍼療法で起こっていることは、このおまじないとよく似ています。

たとえば、あなたが今ひどい腰痛に苦しんでいるとしましょう。その原因はいろいろで、神経や筋肉の疲労や損傷であったり、骨格の異常であったり、また心理的なストレスが原因であったりします。

それらの異常を、脳は「痛み」として知覚・認識します。ですが、そこで「ああ腰が痛い、腰が痛い……」という知覚が脳内で繰り返されると、「自分は腰が痛いのだ」という認識が固定化してしまい、実際以上に痛みを強く感じてしまいます。

そこで頭皮の脳神経ポイントを鍼で刺激して「いやいや、そんな痛みはありませんよ」と、脳の認識を書き換えてしまうのです。

その効果は素早く、確実で、軽度の痛みや急性の痛みであれば、たった1度の施術ですっきり解消してしまうことも多々あります。

麻痺を「書き換える」

この「認識の書き換え」の効果は、とくに麻痺の治療ではっきりします。

麻痺はいろいろな病気による症状として起こります。神経の損傷や筋肉の拘縮など器質的（身体機能の明らかな異常）な原因によるケースが多いのですが、それ以上に患者さんご自身の「認識」によるところが大きいのです。

指先がうまく動かず、細かい作業ができない。足に軽度の麻痺があり、正常に歩けない。こうした場合にも脳神経への刺激によって「麻痺してしまって、うまく動かせない」という脳の認識を「大丈夫！」「正常に働いている！」と書き換えてしまえば、麻痺を改善することができます。

精神的なストレスからからだに現れてくる麻痺にも、大きく素早い効果が期待できることは言うまでもありません。

さらに麻痺に痛みを伴うケースでは、その痛みを同時に取り除くことで、治療効果をより高めることができるのです。

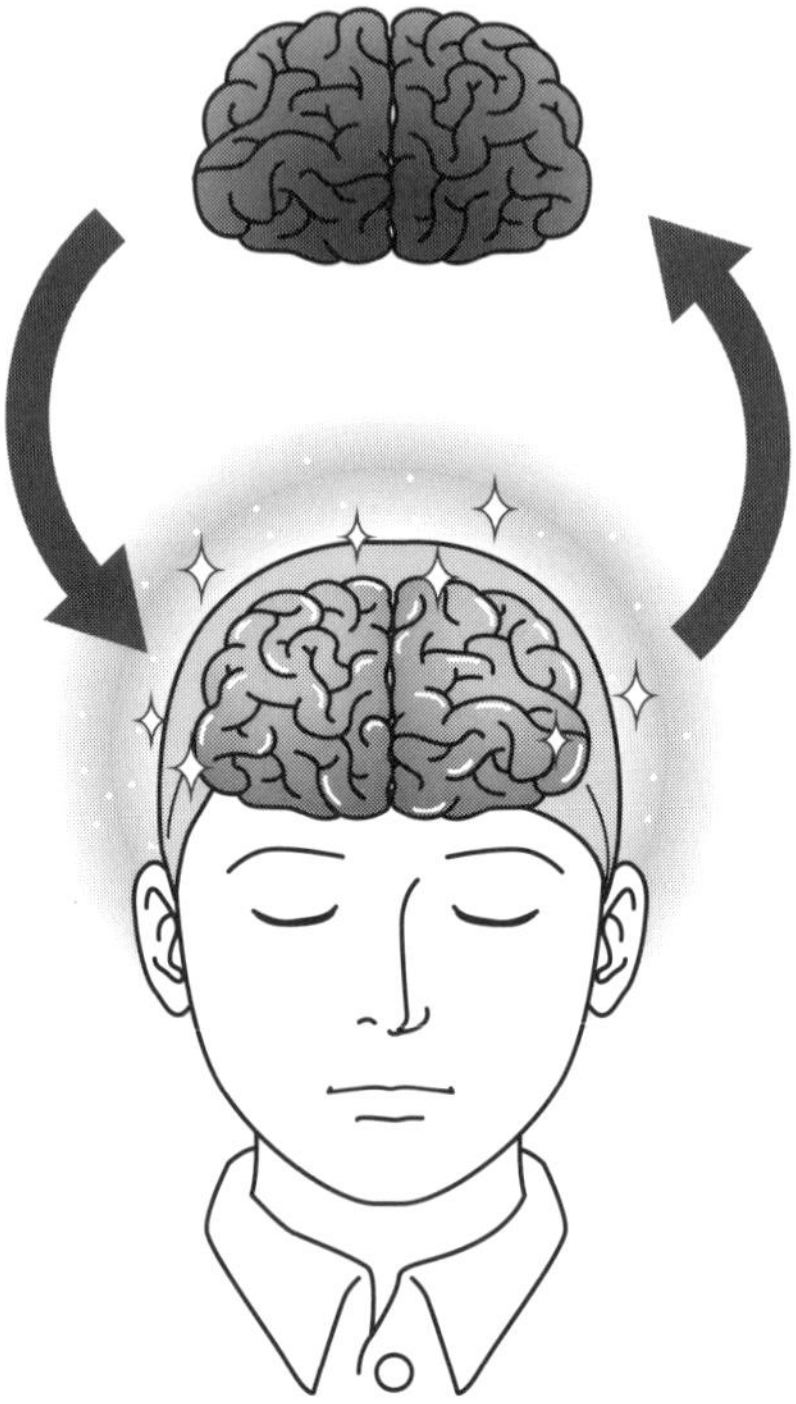

頭鍼療法は鍼によって脳のデータを書き換える

人間の脳は痛みを繰り返し感じているうちに、痛みの認識が固定化してしまう。頭鍼療法は脳のなかで固定化したデータ＝痛みの認識を、鍼の刺激によって「痛みはない」というデータに書き換える。

「治せない・治らない」の呪縛から脳を解放する

私のサロンにいらっしゃる方は、とにかく難病と言われるような重い病気に苦しむ人が多いのです。

「いくつも病院を回ったがダメだった」

「現代医学では治せないと言われた」

このような方々です。

ですが「決して治せない」ということなどありません。どれぐらい時間がかかり、どこまで回復するかはケースバイケースですが、何をやってもムダ、ということなどないのです。実際に私のサロンでは、難病を抱えた多くの方々が治療を受け、回復し元気を取り戻しているのです。

そもそも私などは「病気というものはこの世に存在しない」とさえ考えているのです。あるのは、「自分は病気だ」という意識です。

病気を作り出すのも意識の力

極論すれば、その意識＝脳が病態を作り、痛みや麻痺を引き起こすのです。そして医師に告げられた「治せません」のひと言が決定打となって「自分の病気は治らないんだ」「良くならないんだ」と強く思い込み、それがますます症状を固定化させてしまいます。

人の意識は、とても強い力を持っています。逆にそれをうまくコントロールできれば、痛みや苦しみを取り除くことができます。それを実現するのが頭鍼療法であり遠山メソッドなのです。

いくつも病院を回り、どこでも希望の持てる話を聞けなかったとしても、あきらめることはありません。

意識を書き換えることで、症状が大幅に改善するということは、私自身が数多く経験してきたことです。まずは「もうダメかも……」という悲観的な意識を書き換えることができれば、本来、人間に備わっている自己治癒の機能が働きだし、目に見える効果となって現れてくるのです。

治癒プロセスに欠かせない脳内物質を引き出す

鍼で脳内物質の分泌が活性化される！

しかし頭鍼療法は「自分は病気だ」「自分は治らない」という脳の認識をただ書き換えるだけではないのです。

痛みや麻痺を緩和し、回復へと導く「生理的な変化」を確実に起こすことができていなければ、治療はただの暗示＝プラセボと一緒です。

頭鍼療法において、確実に言えることは、頭皮の脳神経ポイントへの刺激が各種の脳内物質の分泌を促し、脳にさまざまな好影響を与えることができる、ということです。

脳内物質はより正確には神経伝達物質と呼ばれ、日常生活のさまざまな場面で脳から生成放出され、心身の機能を司るいろいろな神経のバランスを調整してくれます。こころの働きにも深く関わり、病気の回復にも大きな影響を与えていることがわかっています。

脳内物質にはいくつかの種類があり、まだ完全に解明されていないところも多いのですが、代表的なものについて、かんたんにご説明しましょう。

【エンドルフィン】

幸福感を高めるとともに鎮痛作用があるとされます。「脳内麻薬」とも呼ばれています。

【ドーパミン】

意欲や動機、学習などの働きに関わるとされています。また運動にも関係しており、パーキンソン病で発生する筋肉のこわばりや震えなどは、ドーパミン産出量の低下によって引き起こされます。

【オキシトシン】

「幸せホルモン」などと呼ばれ、ストレスを緩和して不安や恐怖心を取り除き、幸福感をもたらすとされます。

【セロトニン】

体内のセロトニンの多くは腸に存在すると言われますが、脳内のわずかなセロトニンが人間の精神バランスを整え、安定させていると言われています。

これらの物質は必要なときに必要な量だけ、脳内で分泌・放出されます。ですが分泌量が十分でなかったりすると、さまざまな症状が現れることが知られています。

鍼で脳神経を刺激すると、これら脳内物質の分泌が促進され、からだのさまざまな機能が活発化します。

そのため各器官の機能が高まるとともに、損傷した部分の回復が促されるなど、「傷んだところを治す」という方向に、からだが動きはじめるのです。もともと人間に備わっている自然治癒の機能が、鍼によって起動すると言ってもよいでしょう。

なかでももっとも顕著なのは血流の変化です。

血流が停滞した状態を中医、漢方医学では「汚血」などと呼び恐れますが、頭皮のポイントへの鍼によって、血流は劇的に改善します。

血流の改善は、血中のコレステロール、血脂を消費して血を浄化しつつ、全身の臓器、器官に良い変化を連鎖的にもたらしていきます。

1回の鍼で神経ネットワークを修復

脳神経が壊死した部分をバイパスして新しい神経を生成することは、最新の研究で明らかになっていますが、頭鍼療法には破損した神経を修復する効果もあるのではないかと私は考えています。鍼の刺激によって神経＝信号伝達経路が正常に戻るのです。

これはまだ確たる科学的根拠があるわけではないのですが、そうとしか思えない例を、私は実際にいくつか体験しました。

ある患者さんは下半身の片側に急性の麻痺が起こりました。ある朝目覚めてみると、片足が完全に麻痺しており、動かすことさえできなかったのです。足に触れてみても感覚がおかしく、麻酔注射を打ったときのような、鈍い感覚しかありません。これは神経が損傷したときの典型的な症状です。

ご家族の手を借りていくつかの病院を回り、考えられる限りの検査を行ったのですが、転倒してどこかを打ったというわけでもなく、どこにも異常が見られません。まったく原因不明で、病院としてもなすすべがありません。そこで私のサロンにいらしたのです。

私が治療を施したところ、1度の刺鍼で麻痺はほとんど取れ、また感覚異常もほぼなくなりました。その状態でしばらく様子を見ていただいたのですが、「足の裏にだけ、まだ少し感覚異常が残っている」とのことで、2度目の施術を行い、これですっかり快癒されました。損傷した神経が完全に修復されたのです。

常識を覆す回復のスピード

実はこのような知覚異常や麻痺は、脳梗塞の後遺症などでよく起こるもので、普通はリハビリを重ねていくことで、ゆっくり時間をかけて改善されていくものなのです。ところが頭鍼療法では、たった2度の施術で即座に改善したのです。患者さんにとっても、また医師にとっても、にわかには信じられないことでしょう。ですが、こうしたことが現実に、しかも頻繁に起こるのです。これはいったい、どういうことでしょうか？

ここで挙げたような麻痺や知覚異常は、運動や知覚を司る神経ネットワークのどこかが、異常を起こしていることにほかなりません。電気回路で言えば断線や接触不良、あるいはショートを起こしているような状態です。

ですがそれらの回路の異常が修復されれば、電気回路は元どおりになり、何事もなかったように正常な状態に戻ります。それと同じことが、患者さんの脳内でも起こっていたのではないか。私にはそう思えるのです。

頭鍼療法でいったいどのような生理的現象が、脳とからだに起こるのか？　その全貌はまだ明らかになっているわけではありません。ですが数多くの患者さんを治療して見てきた経験からすると、遠山メソッドの頭鍼療法は、まだまだ解明されていない多くの可能性を持っているのではないかと私は考えています。

厳しく正確さを求める頭鍼療法の診察と治療

中医学の四診と遠山メソッド

遠山メソッドの頭鍼療法は一般的な鍼治療とは似て非なるものです。「診察をし、異常や不具合を見つけ、対応する部位に鍼を打つ」という流れは同じなのですが、その背景にあるものはまったく異なるのです。

診察と治療、このふたつのプロセスにおいて、頭鍼療法はまったく独自の理論と概念を持っています。それを少しお話ししておきましょう。なぜ「頭皮に鍼」だけで、素早く高い効果が期待できるのか――その秘密の一端がわかってもらえるはずです。まずは診察からです。

鍼治療を生んだ中国大陸の伝統的医療――中医学では、「四診」という独特の診察・診断法を取っています。

【望診　ぼうしん】

患者さんの様子を観察してからだの状態を探ります。姿勢や歩き方からはからだの歪みや問題のある部位が推測できますし、顔色や肌、髪の状態などから健康状態がつかめます。

【聞診　ぶんしん】

「聞く」の字を当てていますが、声のトーンや話しぶりだけでなく、体臭や口臭などからだのニオイによっても健康状態が判断できます。

【問診　もんしん】

からだの状態について、患者さんから話を聞きます。具体的な症状や既往症、これまでの経過など、診断と治療に必要な情報をできるだけ多く聞き取ります。

【切診　せっしん】

患者さんのからだに触れて行う診断です。中医学では脈を診たりお腹に手を当てたりして行いますが、遠山メソッドでは首と腕に触れて診断します。

これらの診察法は西洋医学にも見ることができますが、ここに遠山メソッド独自の、他とはまったく異なる診察方法が存在します。それは最後の「切診」の部分です。

遠山メソッド独自の「診察点」

遠山メソッドではからだの状態を読み取る「診察点」という概念があります。この診察点とは、私の考えるところでは、とくに人の首の周辺や腕に多く集中して存在しているものです。私はこれらの診察点に指先で触れることで、からだのどの部分に、いったいどのような異常があるのかを正確に探り当てます。

少し詳しく言うと、首まわりの診察点はおもに、首の両側にある胸鎖乳突筋とその後方の筋です。ここに軽く触れて、緊張の度合い、張り具合を診ます。ここからわかるのは、すべての臓器と脳の健康状態です。

もうひとつは腕にある診察点です。前腕と上腕をつなぐ関節周辺の3か所にあって、中央は脳幹、外側は小脳、内側は大脳の状態がわかります。ここも軽く触れて緊張の度合いや硬さ、圧痛などがないかで判断していきます。たとえば腰痛では、ほとんどの場合、腕の内側の診察点に異常が現れてきます。

この首と腕にあるふたつの診察点で、その人の全身の状態がわかってしまいます。たとえば臓器の異常には、痛みやこりのようなはっきりした自覚症状がないケースも少なくありませんから、この診察点による診断はたいへん有効です。

肌の振動でからだの異常がわかる

遠山メソッドでは診断のプロセスを非常に重要視します。診断によって頭皮のどこに鍼を打つべきかを決めるわけですから当然と言えば当然です。ですがこの診断は、非常に難しいものでもあります。

すでにお話ししたように、診察点は首や腕に数多く存在しています。そして患者さんの心身の状態によって、これらの診察点にさまざまな変化が現れます。

もちろん一か所だけではありません。患者さんの症状とその原因によっては、複数の診察点に変化が現れます。それらの情報を総合して診断を下さなければなりません。

また診察点に現れる変化は、きわめて微妙で、繊細なものです。あえて言葉で言い表すなら、からだの異常を知らせてくれるのは、肌から伝わってくる「振動」です。これは言葉で表現するのが難しいのですが、いちばん近いのは「低周波治療器の刺激」です。

肩こりや筋肉痛の治療に医療現場でも使われ、一般向けにも販売されている低周波治療器。電極であるパッドを肌に当てて通電すると、電気刺激によって筋肉が収縮と弛緩を繰り返し、こりや疲れをほぐしてくれます。

この治療器の出力を弱め、筋肉が収縮しないレベルにまで下げていくと、肌の表面が「ブーン」と鈍く振動するような状態になります。これをさらに弱く小さくしたような刺激が、診察点に現れるのです。

実際に患者さんの首や腕の診察点に触れていくと、こうした振動のような刺激が私の指先に伝わってきます。その状態によって診断を下し、どこに鍼を打つかを決めるのです。

この刺激は非常に微細なので、それをとらえるには指先の鋭敏な感覚が求められます。それは訓練によって磨くことはできますが、もともとの感度の良し悪しや先天的な資質など、個人差も大きいようです。

移動する「ポイント」を探り当てる！

さて、診断ができたらいよいよ治療です。診察点の状態に合わせて頭皮のポイントに鍼を打っていくわけですが、ここでも一般の鍼治療と遠山メソッドの鍼にはちがいがあります。

鍼治療では全身に点在する「経穴」いわゆる「ツボ」に鍼を打ちます。

これに対して遠山メソッドで鍼を打つのは、頭部に存在するポイント（治療点）だけです。

このポイントは経穴と一致することもあり、また患者さんとお話しするときには便宜上「ツボ」と言っておくこともありますが、遠山メソッドのポイントと中医学の経穴とは、まったく異なるものです。まず、その数がまったくちがうのです。

中医学では頭部の経穴は150とも200とも言われますが、遠山メソッドでのポイントは、その数倍にも達します。

おそらくは、まだ発見されていないポイントもあるはずですから、その総数がどれほどになるかは、今の私自身にも正確にはわかっていません。

もちろん、ひとつの症状に対するポイントも決してひとつだけ、とは限りません。ですから患者さんの症状や状態によっては、複数のポイントに鍼を打っていくことになります。
また、このポイントは頻繁に移動します。

同じ患者さん、同じ症状でも、日によって位置が移動するのです。
移動するというよりも「有効なポイントがそのときどきで異なる」と言ったほうがいいかもしれませんね。前回はとても高い効果を発揮したポイントが、今回はまったく反応してくれない。あるいはその逆のことが、しばしば起こります。

頭皮は、その時のからだの症状に応じて、異常を知らせる微細な信号を発しており、それを私の左の親指先端のごく小さい部分で読み取り、右手の鍼をその発信点に打っていきます。頭皮は瞬々刻々変わるからだの状態を知らせてくれる情報発信源であり、同時に治療点なのです。

そのため治療のたびに同じポイントに鍼を打っていたのではダメで、そのときどきに効果を現すポイントを見定め、そこに正確に鍼を打たねばならないのです。これが遠山メソッドが独自独特な療法たる所以です。

「当たり」のポイントを正確に見抜く

昔「黒ひげゲーム」というおもちゃがありましたよね。樽のなかに海賊の人形をセットして、樽の周りに開けられた穴に短剣を差していくゲームです。たくさんある穴のなかには「当たり」があり、そこに短剣を差し込むと人形がバネ仕掛けで勢いよく飛び出す、というものです。

樽の穴はたくさんあっても、そのほとんどは「はずれ」です。そこに短剣を差しても、何も起こりません。

「当たり」の穴はひとつしかなく、またどの穴が「当たり」になるかはゲームのたびに変わります。もちろんどの穴が「当たり」か、外からはまったくわかりません。

頭鍼療法のポイント＝治療点も、これと同じようなものです。

たとえば腰痛ならば、それに対応する治療点はいくつもあります。

ですがそのうちのどのポイントがいちばん効果が高いか、それはそのときどきによってちがいます。同じ患者さん、同じ症状であっても、そのときのからだの状態によって効果を現すポイントは異なるのです。もちろん「はずれ」のポイントに鍼を打っても、何の変化も起こりません。

だからこそ、治療前の診察が重要になるのです。むやみに鍼を打っても効果はありません。慎重な診察による正確な診断があり、そのうえで正確な治療を行うからこそ、患者さんばかりか、施術者である私までが驚くような、抜群の結果を得ることができるのです。

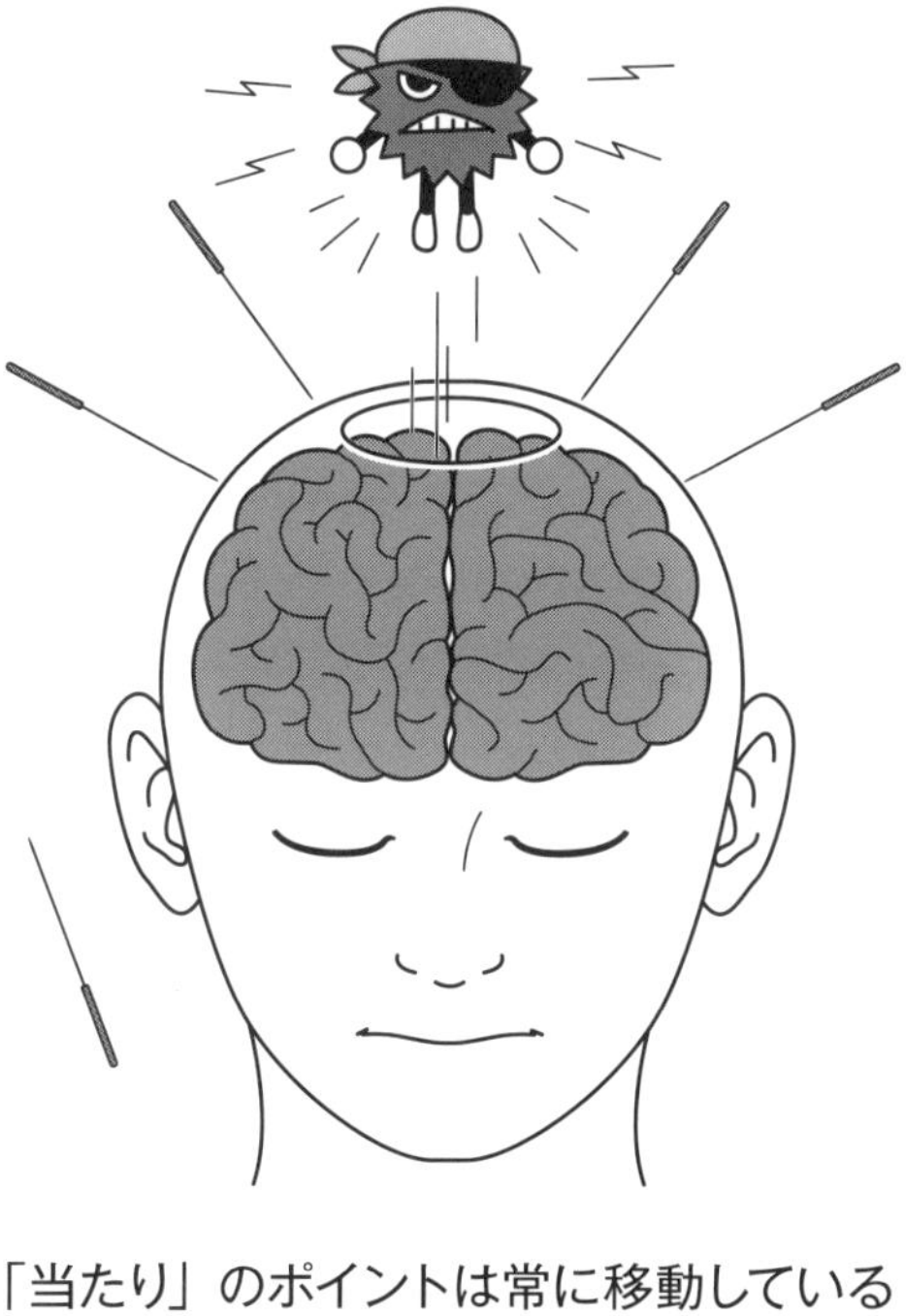

「当たり」のポイントは常に移動している

早期回復と意識の「治療ゲート」

「治りたい」人から先に治る

さてそれでは頭鍼療法の万能力をもって、誰にでも同じ効果を発揮できるかと言えば、決してそうはいきません。同じような症状であっても、治療効果の出方には人によってかなり差があるのです。そうした差はどこから生まれるのでしょうか?

少々抽象的な言い方になってしまいますが、そうした差は、病気や症状に対する患者さん自身の精神的なありようだと私は考えています。それは「心のあり方」あるいは脳による「意識状態」と言うこともできるでしょう。

「治る」と心から信じている人、また「治ろう」「治りたい」という意思や希望をしっかり持っている人は、治るのが早いのです。

つまりその人を苦しめている病気や症状に対して、あるいは治療に対して、その人自身がどのような意識を持っているかによって、その治療効果が大きく左右される――私はそのようにとらえているのです。

私は自分の治療について、先ほど「脳の意識を書き換えること」と表現しました。これはきわめて現実に近い表現だと思います。

人の意識全体から見れば、それはほんのわずかな変化に過ぎません。ですがその小さな変化によって心身の自己治癒システムが働き出し、麻痺や痛み、その他多くの心身のトラブルを解決に導くことができるのです。その実例を、私は数限りなく目の当たりにしてきました。

効果を左右する「治癒へのゲート」とは？

頭鍼療法による高い効果を、短時間で得られる人というのは、ほとんどが治療による回復を信じ、受け入れようとする姿勢の強い方々です。こうした方々は、鍼で脳の意識が書き換えられるということに疑いを持たず、「治る」とか「治りたい」とか、きわめてポジティブな気持ちを持っている、ということが言えます。

もちろん、治療に対して猜疑心があったとしても、「まったく効果がない」ということはまずありません。そこは心配しなくても大丈夫、私が保証します。

ですが「鍼で元気になるんだ」「鍼で健康な自分になるんだ」というような、治療と治癒に対して前向きな人ほど、治療効果が大きくなりやすい、ということは明らかな事実です。これは私自身の経験から、はっきり断言することができます。

そのちがいを、私は「治癒へのゲート」と表現しています。このゲート（門）は「開きやすい人」と「なかなか開かない人」があり、開きやすい人のほうが治療効果が大きく、しかも短期間で大きな変化が起こりやすいのです。

また最初は治療ゲートが固く閉じていても、少しでも治療効果を実感することでゲートが開き、加速度的に治癒のスピードが増していく例もあります。

こればかりは人それぞれの意識の問題。私にはどうすることもできませんが、頭鍼療法の治療効果が、治療ゲートに大きく左右されることはたしかです。健康を取り戻すため、大切な時間とお金を使って治療を受けるのだから、治療ゲートはなるべく大きく開けておいたほうがずっと得ですよ。

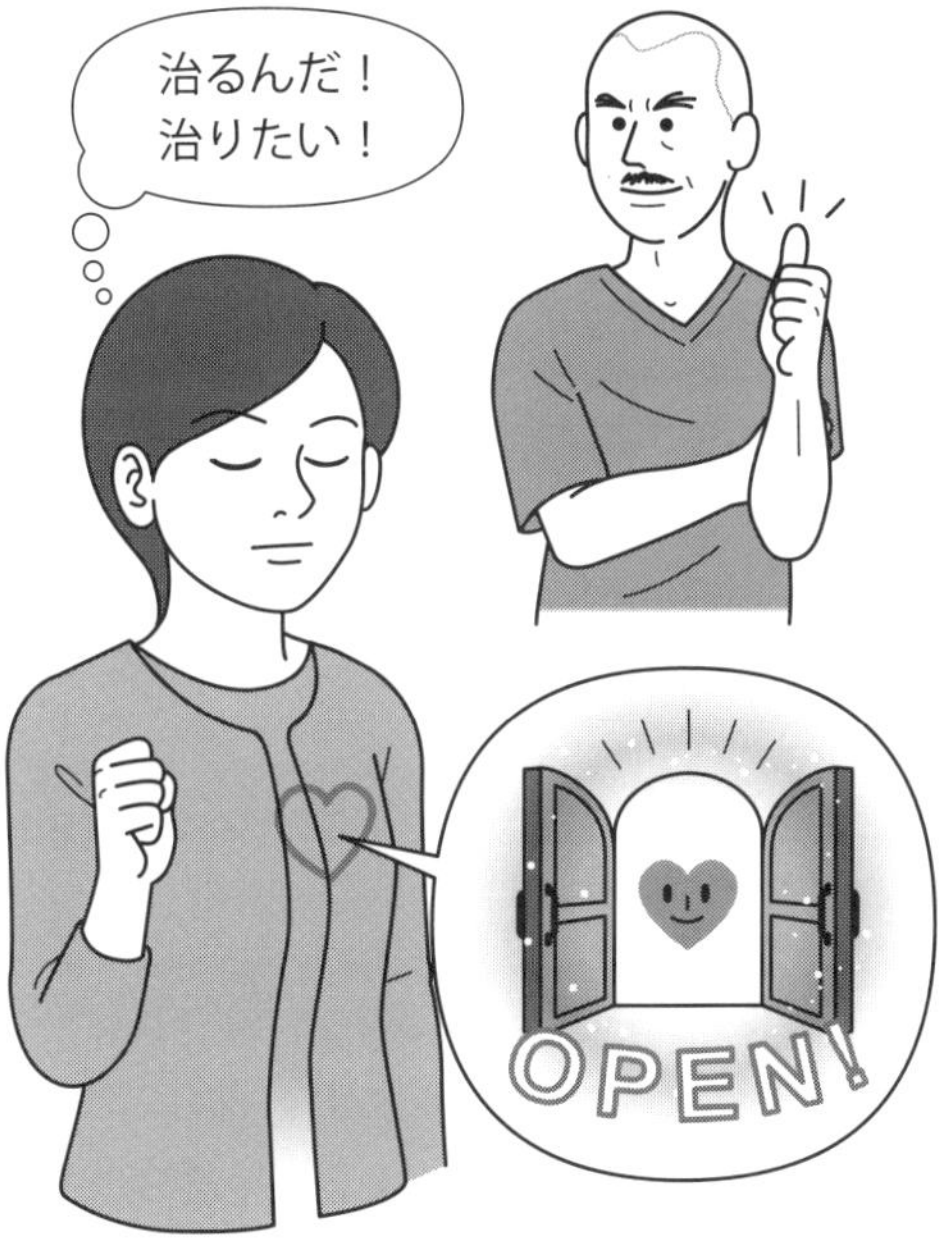

「治療ゲート」を開けると症状改善に劇的な変化が

「元気になるんだ」「健康になるんだ」と治療に前向きな人ほど、治りが早い。それはこころのなかの「治療ゲート」のちがい。治療ゲートが開きやすい人は、頭鍼療法の効果が加速度的に増していく。

遠山メソッドを体験しよう

ようこそ「てっぺんのはり」診察室へ

ではここからは、実際の治療の流れに沿って、頭鍼療法を中心とした遠山メソッドを詳しく解説していきましょう。まずは診察です。

実は患者さんが診察室に入ってくるところから、診察はもう始まっています。患者さんの姿勢や歩き方、顔色や肌の状態、声質や話し方……これらもまた正確な診断のためには欠かせない貴重な情報なのです。

イスに腰かけてもらい、私と向き合って問診が始まります。問診では一般の病院と同じように、症状や程度、これまでの経過を尋ねます。気になっていることや疑問点、不安などがあれば、何でもお話しください。ご家族の病歴なども参考になります。

問診とあわせて触診を行いますが、これは先にも説明したとおり、おもに首の周囲と腕の

「診察点」に軽く触れながら行います。中医学の鍼治療ではお腹に触れることもあるのですが、遠山メソッドではまず行いません。あなたはイスに座った状態で、服も脱いだりする必要はありません。

1回の治療で鍼は平均して8本

触診でどのポイントに施術するべきかが確定できたら、いよいよ刺鍼です。鍼はこの分野でも常に最先端、最高級の極細鍼を使っています。

一般の鍼治療では筋肉層にまで届くよう、ときには2～3センチもの深さにまで鍼を打つことがあります。そのため治療中の咳やクシャミで、刺した鍼が曲がってしまうなどというトラブルも起こります。

一方、私の頭鍼療法ではその深さは1ミリ未満。頭蓋骨に守られた頭部の皮膚に打つので、鍼が曲がったり、痛い思いやケガをしたりする心配はまったくありません。

鍼の本数は平均して7～8本。人により、症状によりますが、診察点に現れた異常に対応するポイントに必要なだけ鍼を打っていきます。

「良い状態」を脳に書き込む

頭鍼療法では多くの場合、鍼を打ってすぐにその効果が現れてきます。

「五十肩で、腕が上がらなくなってしまった」「腰痛がひどくて腰を曲げることができない」というような症状も、鍼を打ったらすぐにその場で、その改善効果を確かめることができます。

なにしろ鍼を打つのは頭の上の一部分だけですから、通常の鍼治療のように「ベッドに横たわる」ということがありません。ですから腰を曲げたり手足を動かしたりして、どれほどの効果が出ているか確かめることができるのです。これは遠山メソッドの大きなメリットです。

もしも効果が現れていない、あるいは効果がまだ十分ではないと判断したら、さらに別の治療点に鍼を打っていきます。

20〜30分の刺鍼状態で認識を定着させる

ひととおり鍼を打ち終えたら、約20〜30分ほど、そのままの状態でいていただきます。それはなぜか？

即効性が特徴である頭鍼療法ですが、痛みがなくなったらそれで終了……というわけではありません。

頭皮の治療点に鍼を打つことで脳神経を刺激し、それがからだにも作用して痛みや麻痺がなくなったならば、その「良い状態」を脳がきちんと認識し、定着するように、しばらくそのままにしておく必要があるのです。これを「置鍼」と言います。

またそうすることでエンドルフィンやドーパミンなどの脳内物質の分泌が促され、患者さんのからだは「傷んだところを修復しよう、良くなろう」という方向に向けられていきます。こうした方向づけが、からだの治癒力を引き出し、目に見える結果となって現れてくるのです。

こうして脳がからだの「良い状態」を認識できたら、それで1回目の治療は終了です。鍼をすべて取り去り、必要に応じて生活上の注意点などのアドバイスをして、この日の治療は完了です。

即効治療で慢性化を避けよう

ここまで述べてきたとおり、遠山メソッドの頭鍼療法は、とても多くの疾患に対して、大きな効果と即効性を発揮します。たいていの方はたった1度の治療でも大きな効果を得られます。ただし症状が慢性化している場合には、何度かの治療が必要になることもあります。

すでにお話ししたように、頭鍼療法は鍼による脳神経へのアプローチによって、脳の認識を書き換え、脳とからだ全体をつなぐ神経ネットワークを修復するよう働きかけるものです。ですから同じ症状でも、慢性期よりも急性期のほうが早く効き、治療回数も少なくて済みます。

たとえば……何度も例に挙げますが、腰痛を考えてみましょう。ある日突然、腰に痛みを感じたとします。急性の腰痛です。いわゆる「ぎっくり腰」か、あるいは慣れない運動などによる筋肉痛か、原因はさまざまでしょう。

ですが「腰が痛い」という状況は、あなたにとって「普通でない状態」です。つまり急性期はあなたの脳もからだも「この状態は普通ではない」「異常事態だ」とはっきり認識しているのです。

これはおかしい、と感じたあなたは湿布薬を貼ってみたり、整形外科を受診したり、なんとか治そう、痛みを取ろうと考え、行動するでしょう。マッサージや鍼灸院にも行ってみるかもしれません。

ですが、どこへ行っても症状が改善されず、腰の痛みが慢性化してしまったらどうでしょう。それはすでに「異常事態」から「定常状態」に変化してしまいます。

その頃にはあなたの脳とからだは「腰が痛いのが当たり前、普通のこと」と認識しています。そのため急性期に比べると、慢性化した症状を治すには、少々時間がかかります。

仮に慢性化したどのような症状であっても、遠山メソッドの頭鍼療法の即効性には自信を持っていますから、どんな状態でもあきらめずにご相談いただきたいと思いますが、治療は早ければ早いほど有利です。

家でもできる遠山メソッド流セルフケア

自分でも「ポイント」がわかる

遠山メソッドでは、患者さんによるセルフケアも可能です。

もちろん、最初の診断とポイントを見つけるのは私がやることですが、ある程度ポイントが固定されていたら、そのうちのいくつかの場所を患者さんに覚えておいてもらい、自分で刺激してもらうようにしています。

このセルフケアには、鍼ではなく、安全なエンピツ状の専用器具を使います。この器具の先端でポイントを刺激していくのです。

これは実際にやってみるとわかるのですが、「当たり」のポイントを刺激すると、患者さん自身ではっきりそれとわかります。ですから患者さんが「ポイントが見つからない」と困ることはありません。もしそのポイントが「ハズレ」なら、別のポイントを刺激してみれば良いのです。

私のサロンには遠方からやって来る患者さんも多いのですが、そうした方々にとっては治療を受けに来ること自体、たいへんな負担です。時間も交通費もかかります。たとえ補助的なものであっても、自宅でかんたんにケアができるとなれば大きなメリットです。

このセルフケアは、安全で難しいこともありません。すべての患者さんにおすすめできるものです。ぜひ活用していただきたいところです。

治療の効果はいつまで続くの？

私のサロンにいらっしゃる患者さんのほとんどが、頭鍼療法の即効性に驚かれます。あまりに効果が早くはっきりと現れるせいか、「いつまでこの効果が続くの？」という疑問も、よく聞かれます。

正直に言えば、この疑問にはなかなか答えにくいところです。慢性化する前に治療したほうが治りが早いのは先ほどお話ししたとおりですが、患者さんの心身の状態や生活習慣によって、その後の経過はかなりちがってくるからです。

その他の要素としては、筋肉量が多く血流も豊富な方は、治りが早く効果が長続きします。鍼の刺激によって脳内物質の分泌が促進され、その結果としてからだの治癒力が高まっていきますので、アスリートやスポーツを好む方などは、即効性・持続性ともに非常に高い傾向があります。

ただし、せっかくからだが良くなっても、日頃の生活習慣が乱れていては、すぐにまたからだに異常が現れてきます。

とくに問題なのが極端なダイエットやジャンクフードに偏った食事です。現代人の誤った食習慣の改善は、遠山メソッドの大きなテーマのひとつですが、必要な栄養を摂れず、逆にからだに負担を与え、害をもたらす物質ばかりをからだに入れるような食習慣を続けていては、自ら病気を招き入れるようなもの。もちろん遠山メソッドで症状を鎮めることはできますが、こうした方は治りも遅く、しかも症状が再発しやすいものです。

健康な状態を維持するためには、毎日の習慣がモノを言います。頭鍼療法で症状を改善したら、その状態を長く保てるよう、日々の生活習慣も上手にコントロールすべきです。

からだをコントロールする「操体法」

前項と関連することなのですが、遠山メソッドでは治療の一環として「操体法」を採り入れています。私が頭鍼療法を身につけ、現在の遠山メソッドとして結実させる前は、おもにこの操体法によって治療を行っていました。私の治療についてお話しすると、この操体法についても触れておかねばなりません。

操体法とは、仙台の医師、故橋本敬三先生が確立した健康法です。

「健康法」などというと、ラジオ体操のようなものをイメージしてしまうかもしれません。ですがその本質は身体という小宇宙の実に深いところにあり、人間の「生き方の指針・法則」とも言えるものです。

この操体法について詳しくお話ししようとすると、一冊の本になってしまうほどのスケールがあります。ですからここでは、その概略を述べるだけにとどめておきます。

まず操体法では、健康を維持する方法として「息・食・動・想」の四要素のバランスを重視します。それぞれの内容は、次のとおりです。

【息】

呼吸法です。操体法では息は吸うより吐くことのほうを重視しており、肺のなかの空気を長く深く吐き出すことを基本とします。口呼吸は免疫力を下げることにつながるため禁じられています。

【食】

人間のからだは食べ物で作られるのですから、非常に大切な要素です。一方で「食べない」という選択肢も重要で、消化器官を空にすることもときには必要です。

【動】

からだを動かす体操のようなものですが、からだが心地良さを感じる方向に動かすことがポイントです。それによってからだの歪みを修整し、正常な状態に近づけていきます。

【想】

心のあり方の指針です。生かされていることに日々感謝し、明るい心を持てば、毎日が楽しくなり体調も自然と良くなっていきます。

こうして並べてみると、なにしろ気持ちのいいこと、心身が楽しく心地よいことをしていれば、病気になどならないということなのです。

施術後の健康を持続させるには

この4つは、いずれも「他の人に代わってもらう」ことができません。それだけに、個人の心身を形づくる重要な要素となっています。これらのバランスを整えることで歪みを補正し、健康な心身を維持する——それが操体法の基本理念です。

どうですか？ シンプルですが、人間の心身の重要なポイントをしっかりおさえていますよね。操体法はそれを扱う治療者によって、細部にいろいろなちがいがありますが、この基本理念は変わりません。

心身に現れる異常……さまざまな疾病や不快な症状を、医療的手段によって解消し、取り除くことは必要なことです。ですが常日頃から健康を求め、そのためにプラスとなる生活を心がけることは、それ以上に大切なことでしょう。

遠山メソッドは、頭鍼療法によって病状を改善するだけでなく、操体法のノウハウを施術後の生活に取り込むことで、心身全体の健康が永続的なものになるようにレベルアップしていくことを究極の目的にしているのです。

老化を数値化！　こんな治療院はどこを探してもない！

超高倍率顕微鏡で血液の健康をチェック

頭鍼療法と操体法。いわばアナログな手法で治療を行う一方で、私のサロンでは最新の治療機器や検査機器も積極的に導入しています。

たとえば診察室には超高倍率の顕微鏡を設置し、血球の状態、プラークを観察できるようにしています。

血液の状態はよく「ドロドロ・サラサラ」などの言葉で表現されますが、人の健康を考える上で、血液はたいへん重要な位置を占めています。

また逆に栄養状態や健康状態が良くないと、その影響は血液にダイレクトに現れてきます。ですから治療前後の血液の状態を観察し、その変化を見ることで、治療がどれほどの効果を上げているかを視覚的に知ることができるのです。

顕微鏡だけではわからないことについては、医療機関や検査機関と連携して、より詳細な血液検査を行うこともあります。さまざまな情報を数値化することができますから、患者さんの状態や治療の効果が、より正確かつ客観的にわかります。

また、からだの「抗酸化力」の測定も治療に採り入れています。人間のからだを形成している細胞の「酸化」は、老化を進行させる主原因であり、からだを傷める大きな要因となります。ですから酸化ストレスの度合いがどの程度であるかを客観的に知ることで、治療そのものや今後の生活習慣に活かすことができますし、また定期的に測定すれば、からだの酸化度＝健康度を指針として知ることができます。世間では細胞の酸化の原因となるトランス脂肪酸を多く含むマーガリンを食べるな、とか、糖質ゼロの飲み物や食べ物をもてはやしたりしていますが、私のサロンでは、それらがはっきり数値でわかるのです。こんな治療院が他にありますか？

あなたの「老化度」が数値でわかる

みなさんは「エイジス＝ＡＧＥｓ」という言葉をご存知ですか？「終末糖化産物」などと訳されますが、体内で老化を促進させる物質のことを指しています。からだのなかでタンパク質と余分な糖が結びついて（糖化）、タンパク質が変性、劣化してエイジス＝老化物質が生成されて、その結果、人体の老化が進むのです。

細胞の老化＝酸化をもたらす物質としては、すでに活性酸素やフリーラジカルなどが広く知られており、これらに対して、老化を抑制する抗酸化物質（ベータカロチン、リコピン、ポリフェノールなど）の摂取がさかんにすすめられていますが、最新の研究ではこの「糖化」が、酸化とともに、人間の老化のメカニズムに大きく関わっていることがわかってきました。

ちなみに「老化」とは、単に肌の劣化など容貌の衰えの原因というだけではありません。

人間のさまざまな身体機能の劣化、ガンや動脈硬化、糖尿病をはじめとした疾病のリスクを高める原因なのです。

私自身も老化という現象、そのメカニズムに大きな関心があります。私のサロンでは血液中の活性酸素、フリーラジカルの代謝物をスキャニングして数値化し、またそれらの老化物質に対して、患者さんのからだにどれだけの抗酸化力があるかを測定できる最新機器を導入しており、治療やその後の健康管理の一環として活用しています

実際、実年齢と生理年齢は異なります。70歳でも生理年齢はまだ30代の若さ、ということもあれば、逆に30代でも生理年齢はすでに60代、ということだってあるわけです。頭鍼療法、そして操体や食や生活習慣の改善で、どこまで若い生理年齢をキープできるか、あなたもトライしてみませんか？

日本初！　最新鋭アルファ・スティムを導入

私が最近、新たに治療に導入したのは「アルファ・スティム」という、アメリカで開発さ

れた治療機器です。これは微弱電流の振動によって脳のアルファ波を増加させ、不眠や不安、ストレス、痛みなどを抑え、自己治癒機能を高めるポケットサイズの医療機器です。副作用や依存性のリスクもまったくありません。もともと中東諸国での軍事作戦に従事して心に病を抱えた人たちの治療目的に開発され、FDA（アメリカ食品医薬品局）にも認定されている治療法です。全米ですでに2万か所以上の医療施設で活用され、医師と患者双方からとても高い評価を得ています。

当院で使用している患者さんからの評判も上々です。不眠やうつ、その他の精神疾患にも大いに有効性が認められます。ちなみに現在、私のサロンが、日本におけるアルファ・スティムの総代理店を務めており、医療関係機関からの問合せが増えています。

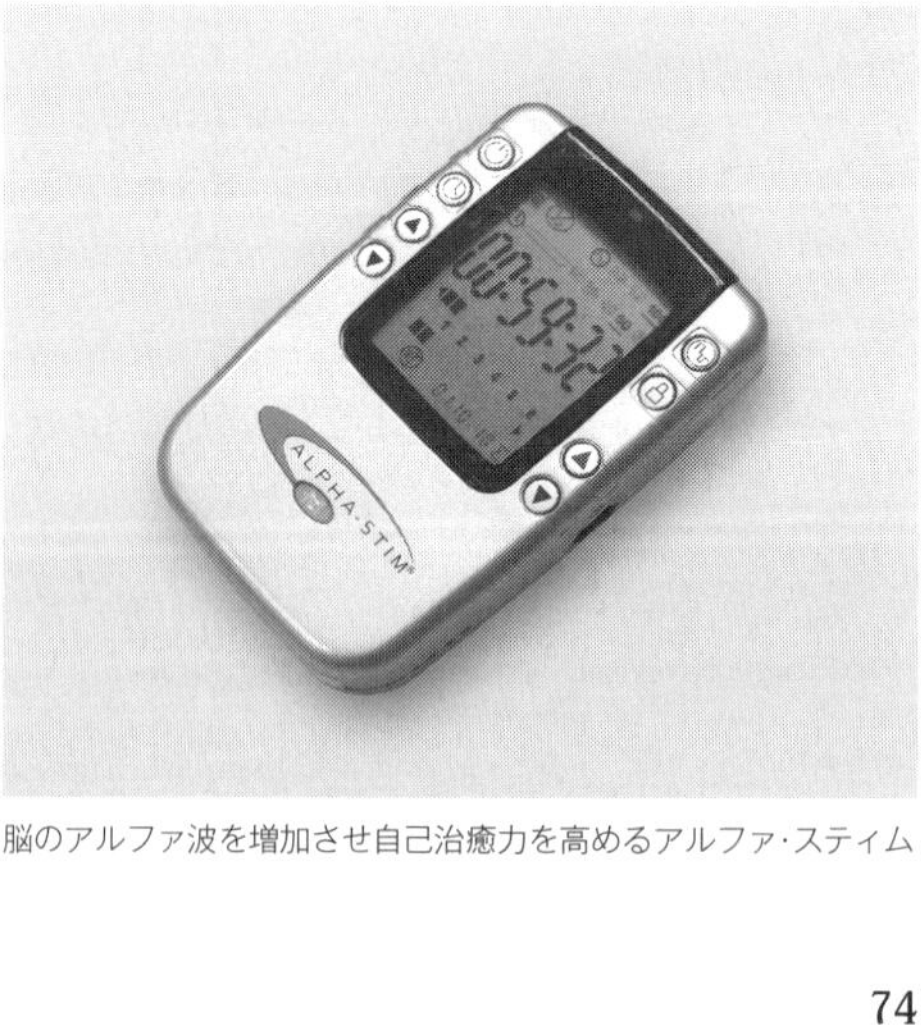

脳のアルファ波を増加させ自己治癒力を高めるアルファ・スティム

こうした検査機器や最先端の治療機器を、ここまで治療に活用している鍼灸院は、おそらく日本ではここだけでしょう。一般の鍼灸院でも病院でも、まずお目にかかることはないと思います。

ですが私は決して遠山メソッドの力を誇示したいのではありません。私たちプロの治療家が第一に考え、もっとも重視すべきことは、患者さんの心身の健康です。失いつつある、あるいは失ってしまった健康を再び取り戻し、それを維持するお手伝いをすることです。そのために有用なものであるなら、何でも積極的に治療に活かしていくべきでしょう。それだけです。すべての人が身も心も健康であり、日々を楽しく、明るく過ごすことができる。それが私のただひとつの願いなのです。

さらに私が注目する先端医療

人間の心身に関する科学は日々進歩しています。分子レベルの領域にまで及ぶさまざまな発見があり、また新しい治療法が開発されており、私もその動きを常に注視しています。

私が注目している最新治療機器や治療法をここで少しご紹介しましょう。

【メタトロン】

ロシア科学アカデミーが開発したもので、微弱電流を使い全身の細胞をナノレベルでスキャンして健康状態を診断・治療する超精密機器です。被検者はヘッドホン状のパッドを装着するだけで、全身の数百か所にわたって診断した結果がパソコン画面に３Ｄで表示されます。病気や不調の原因特定から、怒りや悲しみなどさまざまな感情が健康に及ぼしている影響まで詳細に診断します。

その結果から、どんな治療が最適かはもちろん、何を食べると良いかまで、的確で細かいアドバイスが可能です。一般的に何が良いか、ではなく、現在のあなたにとって何がベストか、何が必要かが完全にわかります。さらに驚くべきは、現在未病の人でも将来発生する

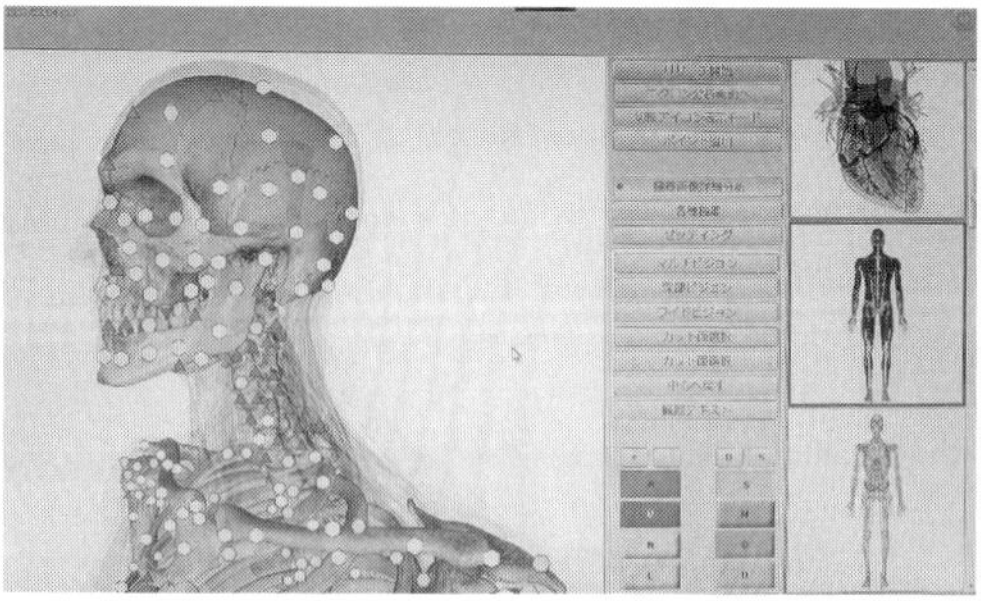

メタトロンの診断画面。元は宇宙計画のために開発された

問題を見つけて対処することができるのです。つまりあなたの健康の「未来」まで診断・治療できるのです。

メタトロンは被検者の全身の各部が持つ波動を調整することによって、細胞レベルから治療しますが、その波動を水に転写することもできます。ペットボトルの水が、副作用のない、あなたに最適なオーダーメード薬になるのです。

「てっぺんのはり」ではいちやはくこのメタトロンを導入しました。CT検査のように多量の放射線（被ばく）の心配もありません。メタトロンの診断結果によって、より的確な打鍼ができるので、鍼の数を減らし、より高い効果が期待できます。

【水素吸入療法】

さまざまな病気や老化の原因である活性酸素、フリーラジカルと呼ばれる物質を、水素によって除去する装置です。この水素ガス吸入治療は厚生労働省が「先進医療」として2016年に認可したばかりですが、「てっぺんのはり」ではこれも導入しています。

具体的には鼻に入れたチューブから大量の高濃度水素を吸入することで、体内の活性酸素、フリーラジカルを除去し、免疫力、自己治癒能力を高めます。水素は脳にも取り込まれ、脳を活性化し全身に良い影響を及ぼすので、頭鍼療法の効果を高めます。

またとくに美容には目に見えて高い効果があり、「アンチエイジング」に女性の利用者が急増しています。ただし私は「ビヨンドエイジング」と呼んでいます。アンチ＝闘うのではなく、頭鍼療法と同じで、本来人間が持っている脳やからだの力を呼び覚ます治療だからです。

【ニューロフィードバック療法】

自分の血圧や心拍数を聞かれても、すぐに答えられる人は案外少ないでしょう。まして健康に異常がない人なら、数値など気にしたこともないかもしれません。しかしからだの様々な数値には意外な使い道があります。

血圧、心拍数、皮膚温などの数値を計測し、その数字を意識して、呼吸などを自覚的にコントロールすることで、血圧をはじめさまざまな症状を自分で癒す療法のことで、１９６０年代のアメリカで研究が始まったもの。これをバイオフィードバック療法と言います。

現在は脳波や筋肉の緊張度なども計測してより高度化し、うつなどの精神疾患にまで治療範囲が及んで「ニューロフィードバック療法」と呼ばれています。

バイオフィードバック療法もニューロフィードバック療法も、いわば心の力で自分を癒す自然療法です。

そのメリットは言うまでもなく薬を使わないこと。そして様々な大学の研究でも慢性疾患、精神疾患を含めた広い範囲で確かな効果が確認されています。

脳や意識をターゲットにするという点で、頭鍼療法も、これらの療法と大きく重なる部分があります。


【高濃度酸素注入療法】


これは頭皮から足の裏まで、どこにでも高濃度の酸素を注入できる医療機器で、注射針のようなものは使わず、非侵襲で皮膚下に酸素を送り込むことができます。

高濃度酸素は毛細血管の新生を促し、細胞の新陳代謝を活発化することで、美容医療ではセルライト、皮膚のシワやタルミ、シミなどの治療に使われているだけでなく、疼痛、潰瘍、創傷の治療まで広く利用されています。

新しい技術とのコラボで頭鍼療法を高める

これらの新しい治療機器、治療方法を、頭鍼療法と合わせることによって、最大限の治療効果を発揮させるのが私の目的です。

こうした新しい医療を提供しているクリニックや歯科クリニックはごく少数ですが、そうした先進的な考え方を持った全国の医師や歯科医からの依頼で、私が頭鍼療法の治療に出かけていくことも最近増えてきました。

治療という分野で、古い常識に縛られないそうした医師たちとのコラボレーションで、私も頭鍼療法の実力を示していきたいし、同時に、私も新しい知識と最新の治療機器を積極的に活用して、さらに頭鍼療法の力を高めていきたいと考えています。

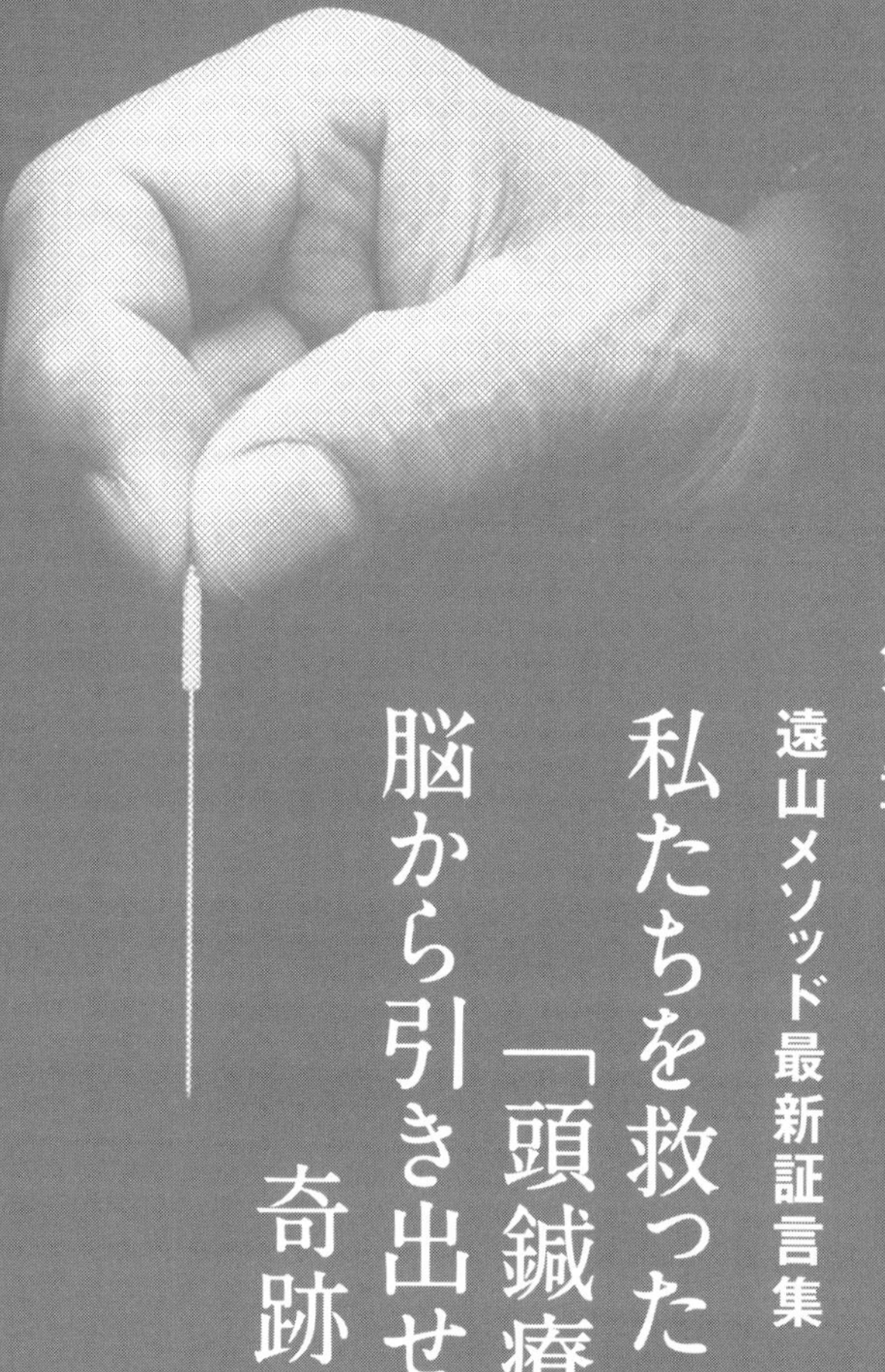

第3章

遠山メソッド最新証言集

私たちを救った「頭鍼療法」脳から引き出せ！奇跡の力

頭鍼療法で私たちは救われた！

頭鍼療法最大の特長はその即効性です。

イスに座ったまま、頭皮に軽く刺鍼するだけですから、患者さんにとっては肉体的な負担がほとんどないといっていい、きわめてシンプルな治療法でありながら、この治療法はその効果が現れるのがとても早いのです。

後ほど詳しくご紹介しますが、鍼を打ったままの患者さんにその場で立ち上がったり、からだを動かして効果を確かめてもらったり、場合によっては軽く走ってもらうことさえあります。

頭鍼療法が対象とするさまざまなからだの症状のなかでも、とくにからだ各部の痛みや麻痺は、初めての治療のその場で効果がはっきりと現れることがとても多いのです。

これから、患者さんからいただいた生の声を紹介しながら、いくつかの治療例を挙げてみましょう。

頭鍼療法カテゴリー1 痛み

原因不明の全身の痛みが初めての治療で消えた！

「痛みで歩けなかった私が初めての施術後すぐ歩けた！」

吉田明美さん　39歳・主婦

突然、全身に激しい痛みを発症し、あちこちの病院、治療院に行きました。しかし原因がよくわからず、治療の結果も芳しくありませんでした。困り果てていろんな人に相談したところ、頭鍼療法というものを紹介されました。

まず電話で症状を相談して、そちらで診ていただけるでしょうか？　と聞いたところ、遠山先生はすぐに「もちろんです。心配ないですよ」と答えられました。それまでの治療がほとんど役に立たなかったので、とても心配だったのです。

予約した日を待ちわびて、主人に支えられながらやっとのことでサロンを訪ねました。

診察を受けて、さっそく頭部に何本かの鍼を打ってもらうと、そのとたんに、全身から痛みが消えてしまったのです。

「痛くない、からだが動く！」

ここに来るときには主人の介添えがなければほとんど歩けないし、立っていることさえやっとだったのが、帰りは自分の足で歩くことができたのです。私も主人も、ただただ驚くばかりでした。

コメント――この患者さんの場合、はじめて来院されたときはご主人にからだを支えられ、駅から私のサロンまで普通の人なら徒歩でわずか1分の道のりを40分もかけて歩いてきたそうです。

初めての治療にして、頭鍼療法の効果は、私自身もびっくりするほどでした。彼女はついさっき来院したときとはまるで別人のように、ご主人の介添えもなく、歩いて帰られたのです。まるで魔法のようですが、このようなことが実際に起こるのです。

「『さあ、歩いてごらん』の声に恐る恐る立ち上がると、痛くない！」

蒲田里子さん　66歳・美容師

あるとき、突然、右腿が痛みだして、それが足全体に広がっていきました。ふだんからずっと立ちながらの仕事です。立っているだけでなく、お客さまに合わせて無理な姿勢を取ることもよくありますから、これも職業病のようなものかなと思って我慢しながら、仕事を続けていました。しかし一か月ほどして痛みがひどくなり、とうとう歩くのさえ困難になってしまったのです。たまたまあるお客さまからの紹介で、初めてこのサロンを訪ね、遠山先生に鍼を打ってもらうことになりました。

もともと医者嫌いで、鍼治療も初めてのことなので、脂汗をかきながらやっとの思いでここに来たのに、治療は驚くほどかんたんでした。

まず先生が首のあたりを触り、軽い感触で頭に数本鍼を刺すと、いきなり「さあ、歩いてごらん」と言われたのです。

冗談？　まさか！　とも思いましたが、半信半疑で恐る恐る立ち上がってみたら、なんと足が痛くないのです。そしてそのまま先生が言うとおり、歩くことができたんです。何が何だかわからず、涙が自然に溢れ、うれしくて飛んで帰りました。頭鍼療法って本当にすごいです。

コメント――この患者さんの場合、最初の治療で7～8割ぐらいの痛みは取れてしまいました。1か月もつらい痛みを抱えてしまうと、脳がその状態を記憶してしまって、痛みや違和感がなかなか取り切れないものなのですが、彼女はそれから数回の治療で完全に回復し、今は運動のアドバイスだけ行っています。

彼女の痛みの本当の原因は不明ですが、からだの痛みの多くは、感情面のトラブルが表に現れたときに起こります。仕事とか人間関係からくるストレスや不満、怒りといった感情から痛みが起こるのです。

歩行困難な腰痛が消えた！

次は腰痛と五十肩の治療例です。

どちらもある年齢に達するとほとんどの人が経験する、加齢によるからだの故障と考えられがちですが、実はそうではないケースも多いのです。とくに腰痛は多くの場合、感情からくるのです。だからいくら患部に手当てしても、痛みは取れません。痛みの原因が脳にあるからです。

「『腕を上げてごらん』の先生の言葉に半信半疑で動かすと上がるし痛くない」

横山信一さん　61歳・会社員

腰痛と五十肩という上下同時の苦痛に突然襲われて、家のなかで歩くのさえ困難になりました。仕事どころではありませんし、フトンに横になるのさえひと苦労です。年齢も年齢だし、これはそうかんたんには治らないかと、ダメ元で鍼治療をお願いしました。

ところが、頭に軽く鍼を打っただけで、先生が「腕を上げてごらん」と言うので、半信半疑で動かしてみると、激痛で力が入らなかった腕が上がるし、痛くない！　違和感が少し残るものの、鍼を刺す前とまったくちがうんです。腰も痛くて姿勢を変えるのさえたいへんだったのが、その場でからだを前に倒すこともできるようになりました。2回治療を受けただけで、ほとんど以前の日常生活に戻ることができて、本当に驚いています。

「腰に鍼は刺さず頭に刺すのでとまどいましたが、すぐ痛みが消えて驚いています」

髙橋郁夫さん　28歳・会社員

階段で足を踏み外して尻もちをついてしまい、それから腰痛になりました。病院でレントゲンを撮って診てもらいましたが、医者には異常は見当たらない、と言われました。痛み止めの薬を処方されましたが、薬が切れるとまた痛みがぶり返し、腰の痛みが続いているので、ここに来てみました。腰には鍼を刺さず頭に刺すのでとまどいましたが、すぐ痛みが消えてとても驚いています。

「肩関節脱臼後の動かせないほどの痛みが1回の鍼で解消しました」

秋山敏夫さん　30歳・地方公務員

左の肩関節の脱臼後の痛みがなかなか治らず、動かすと痛くてたまらない状態で仕事にも支障が出ておりましたが、1度の頭の鍼で解消しました。住んでいるところが遠くなかなか通えないこともあって、効果を持続させるために「火鍼」（熱した鍼による治療法）を頭にしてくださいました。

からだを気遣って激しい運動などは控えていますが、あれから何の問題もなく過ごしています。これは最高です。

「あんなに痛かった坐骨神経痛の痛みが消えて驚いています」

山口恵子さん　58歳・公務員

坐骨神経痛と逆流性食道炎と診断されて、何年も毎日痛みと苦しさを我慢しながら仕事をしていましたが、友人に紹介され初めて頭に鍼を刺す治療を受けたら、その場であんなに痛かった坐骨神経痛が消えて、たいへん驚いています。食道炎も3回の鍼治療で治まっています。やはり年齢のせいかなと思ってあきらめていましたが、頭鍼療法のおかげで、まだまだ自分のからだに力があるのを実感しました。

「ストレートネックからくる左腕の痛みがその場で嘘のように消えた」

本橋幸恵さん　59歳・会社員

左腕全体が痛くて、整形外科ではストレートネックからくる痛みと言われ、鎮痛剤を出されたのですが、服用しても効果が出ませんでした。人の紹介でここに来たのですが、頭に鍼をしてもらうと、その場で嘘のように痛みが消えたのです。左腕から肩、また頭にも麻痺したような感覚があったのですが、それもスッキリと消えて、腕も自由に動かすことができるようになりました。不思議ですね。

どうですか？　あなたは信じられますか？　これが頭鍼療法の即効性であり、実力です。

からだの痛みのほかにもうひとつ、頭鍼療法がとくに即効性を発揮しやすい症状が「麻痺」です。次にその治療例を紹介しましょう。

頭鍼療法カテゴリー2　麻痺

脳梗塞の麻痺が消えた！

「原因不明の麻痺が即座に治った！」

滝田祐二さん　51歳・不動産会社経営

ある日ベッドで目覚めると、腰から下が麻痺して、両足がほとんど動かなくなっていました。

「いったい何が起こったんだ？」と、自分自身でもわけがわかりません。

家族を呼び病院に出向きましたが、なぜそのような麻痺が起きたのか、原因はまったく不明でした。

町の小さな整形外科医、地域の総合病院、さらに少し遠くの大学病院まで受診しましたが、どんな検査をしてもこれといった異常がなく、手の施しようがない、という状態でした。そして最後にこのサロンに来ました。

先生から質問を受けても、自分で原因もわかりませんから説明することはできません。会社を経営しているので、仕事のストレスかもしれませんが。

軽く首や腕に触れる診察の後、頭に鍼を打ってもらいました。

「どうでしょう？　動いてみてください」

「えっ……！　からだが動く、動きます！」

両足が麻痺して立つこともできず、ほとんどからだを動かすこともできなかったのが嘘のようです。

大学病院で治すどころか、原因さえもわからなかった麻痺が、たった数本の鍼で治ってしまいました。

「脳梗塞による麻痺が治療7回目でほぼなくなった！」

小島信弘さん　58歳・会社員

脳梗塞を起こして、半身の麻痺と手足のしびれが残りました。リハビリと同時に遠山先生のサロンに通いだし、今日で7回目です。数回の治療で麻痺はほぼなくなり、鍼にこれほどの効果があるのかと本当に驚いています。

しびれのほうは、鍼をすると取れるものの、しばらくするとまた出てきたりと一進一退です。でも最初の頃よりすごく良くなってきております。

脳神経の自己回復を促す

脳梗塞の場合、血管が詰まり血流が滞ることで神経と周辺部分が壊死して、からだの各所に麻痺やしびれが起こるわけですが、最新の研究では、脳神経が壊死した部分をバイパスしながら新しい神経回路を生成して、脳の機能を回復する働きがあることがわかっています。

症状としては重いので、その場ですぐ良くなるというものではなく、ある程度の時間は必要ですが、頭鍼療法は適切な刺激でこの脳神経の自律的な回復力を引き出します。それでも数回程度の施術で麻痺がなくなるというのは、いわゆる西洋医学の常識からすれば、奇跡と言っていいかもしれません。これらもすべて本当に起こったことです。

私の行う治療では、「○○病にはこんな治療を」というような、病気や症状ごとの治療という概念がありません。もともと人間のからだには「健康でいよう」という調整能力が備わっており、健康な状態から外れてしまうと、それを元に戻そうとする自己治癒力が働き始めるのです。

心身に異常をきたすと、そのサインがからだの表面……おもに首や腕に現れます。そのサインを読み取り、正常な状態に近づけるのが私の治療法の基本概念です。ですから、頭鍼療法の治療に「病名」は必要ない、とも言えるでしょう。たとえ正確に原因が特定できないケースであっても、症状を解消することはできるのです。

先にご紹介した滝田さんの場合も、肌の表面に異常を示すサインが現れていました。そのサインに基づいて数本の鍼を打つだけで、麻痺に関しては、治療の最終目的地点まで一気にたどりついてしまったのです。

頭鍼療法カテゴリー3　原因不明疾患・ストレス関連疾患

アトピーや慢性疲労……たとえ原因不明でも治せる！

頭鍼療法の効果を耳にして私のサロンを訪ねてくる人のなかで、最近多くなっているのは、いわゆる体調不良の患者さんです。

歩くのさえ困難な痛みや麻痺というほどではないですが、慢性的な疲労や、腸の異常でつねに便秘や下痢のような症状を抱えていたり、アトピーのようにそれが皮膚に症状として現れることもあります。

これらの症状は病院で診察してもらっても原因がよくわからず、「ストレスが原因」といった漠然とした診断結果になることが多いのです。しかし「仕事のストレスをなくせ」なんて言われても、すぐに生活環境や人間の考え方とか行動を変えられるものではありませんよね。

こうした症状に対して、頭鍼療法は、原因を突き止めたり、生活を変えたりしなくとも、治療してすぐに高い効果を発揮します。次の治療例を見ていただきましょう。

「肺の奥まで空気が入ってくる。疲れも取れて不思議」

前田裕子さん 35歳・会社員

全身の疲労でここに来ました。食欲もなくなり、いくら寝ても疲れが取れず、本当に疲れると深呼吸もできないくらいでしたが、頭に鍼をしてもらったら、肺の奥まで空気が入ってきますし、何しろからだがリラックスし、疲れもすっかり取れたので不思議です。昔から自分は疲れやすい体質なんだと半ば諦めていましたが、今は遠山先生に食事法や運動法を教わり体質改善しようと定期的に通っています。

「喘息の発作が少なくなりアトピーも軽くなりました」

今村早紀さん 14歳・中学生

喘息、アトピー、便秘、首や肩のこりと、いいところがないんです。親に連れられ病院に行ったり、食べ物に気をつけたりしましたが、なかなか治らずここに来ました。鍼は私に合っていると思います。頭鍼療法を受けてから喘息の発作が少なくなり、アトピーも軽くなりました。まだ完全ではないため、時々来ますので、よろしくお願いいたします。

「過敏性大腸炎に悩まされた数十年、やっとめぐりあった鍼治療」

大木幹雄さん　55歳・会社員

数十年間、過敏性大腸炎に悩まされてきましたが、やっと決定的な治療法にめぐりあいました。頭の鍼はすごく効きます。まだ完全に治ったわけではないのですが、治療に来るたびに体調が良くなっていくのが実感できます。仕事もプライベートも、今までの何倍も楽しめるようになり、本当に感謝です。

「慢性疲労でどうにもならなくなるとここに来ます」

中村秀さん　29歳・会社員

慢性疲労で、どうにもならなくなると、遠山先生のところに来ます。疲れるとダルくなって集中力も続かず、仕事が手につかなかったのですが、頭に鍼治療をしてもらうとその場で楽になり、仕事もできるようになります。この状態をずっと維持できるよう、遠山先生の治療と指導を定期的に受けたいと思っています。

こうした体調不良は、そのうち治るだろうと放置して長期化してしまうと、免疫をはじめとしたからだのさまざまな機能の低下を招き、他の病気を引き起こす原因にもなります。

また薬の服用にも注意が必要です。症状を緩和するため薬に頼っているうち、量を増やさないと効かなくなったり、薬がないと不安になったりという、薬への依存という別の問題も発生します。残念なことに、実際そうなってから私のサロンにやってくる人が実に多いのです。

頭皮への軽い鍼の刺激だけで症状を断ち切ってしまうこの頭鍼療法に、もっと早い段階で出会ってくれていたら……と思わずにはいられません。

頭鍼療法で「うつ」は治せる

頭鍼療法カテゴリー4 **精神疾患**

脳＝司令塔に直接アプローチする頭鍼療法

うつをはじめとしたいわゆる精神疾患は、痛みや麻痺とはまったくちがう次元の病気だと思われがちですが、頭鍼療法は精神疾患にもたいへん大きな効果を発揮します。

ここでもまずはじめに、私が治療した実例をいくつか見てもらいましょう。

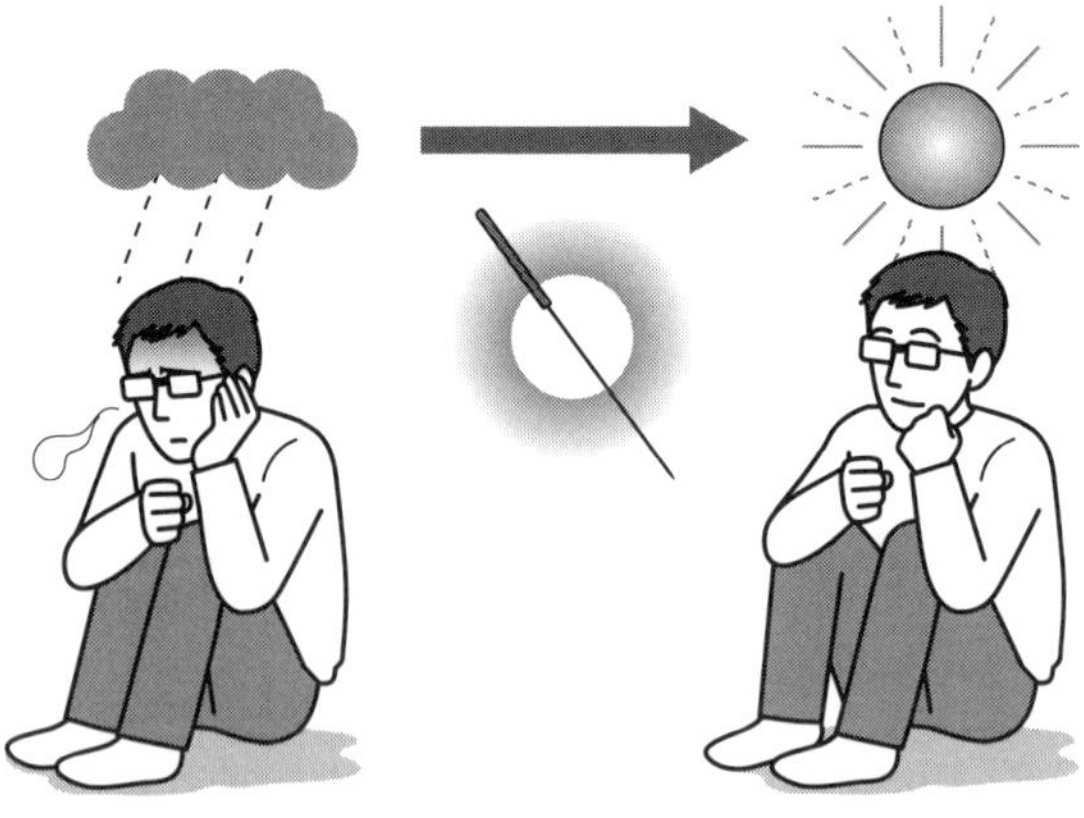

「うつ病で会社にも行けず薬漬けだった毎日が、今ではお酒の付き合いも」

川島秀樹さん 44歳・会社員

うつ病で会社に行けず、薬漬けで毎日死にたい気持ちでいたところ、知人にいいところがあるから行ってみたら、と言われ、疑いながら、少しでも効果があるならと藁にもすがる思いで受診しました。

遠山先生は「ちょっと脳がヘソを曲げているだけだよ。すぐ良くなるよ」と言いながら、頭に鍼を打ってくださいました。薬はその後減っていき、1年で完全にうつ状態から解放され、今は残業も酒の付き合いもできるようになりました。ありがとうございます。

「自律神経失調症とパニック障害から確実に回復」

堤義行さん 42歳・会社員

自律神経失調症とパニック障害で、これまで薬を大量に服用していました。毎日具合が悪く、からだがダルくて、一日中寝ているような状態だと思うと、ぐっすり眠れなかったり……。とにかく何もする気になれません。

このつらさからなんとか抜け出したくて、鍼治療でなんとかならないか相談に来たら、先生に「頭の鍼はいい効果が早く出るからしばらく通ってみたら」と言われ通院中です。薬を減らしても気分が落ち着き、良く眠れるし、からだのダルさやいつも頭がボーッとした感じが取れて、確実に自分が快方に向かっていると思います。

「不安症と不眠症でつらい毎日でしたが、遠山先生の鍼と言葉に救われました」

稲田洋子さん　67歳・主婦

不安症と不眠症で毎日つらくてここに来ましたが、遠山先生が「気楽に生活したらいい。眠れないのなら寝なければいいし、焦らないで楽しいことだけしたらいい」と、頭に鍼と灸をしてくださいました。

今日の治療でまだ2回目ですが、不安が解消され気持ちが落ち着いて楽になりました。「またつらくなったらいつでもおいで」と言われ、本当に気持ちが楽になり救われました。眠れないというストレスからも解放され、明るい気分とともに気持ちの良い睡眠が取り戻せそうです。

「うつ病とバネ指が劇的に回復」

齋藤千恵子さん　58歳・主婦

うつ病とバネ指でここに来ました。頭の鍼はとても良く効きます。バネ指のほうはたった2回の治療で治ってしまいました。

うつ病は薬を飲まないでもいられる日が増えてきて、確実に良くなってきているのが実感できます。頭鍼療法を続けていれば、薬は完全にやめられそうです。ただこのサロンは自宅から遠いので、気軽に来るわけにもいかず、どうしても治療の間隔が空いてしまうのが残念です。「大丈夫！」と先生は言ってくださいますが。

「薬で治らなかった不眠症とモヤモヤが吹き飛んだ」

佐々木将さん　65歳・自営業

不眠症と頭に重さとモヤモヤ感があり、心療内科で薬をたくさん出されましたが、症状が改善せず悩んでいたところ、頭に鍼をするところがあると聞きここに来ました。

初めて頭鍼療法を受けたその夜から、薬なしでも良く眠れて、頭の重さもモヤモヤも吹き飛んでしまった！　今は週に1回通院していますが、薬よりずっと効き目があります。

近年、私の実感でも、うつ病をはじめとした心の病や、そこからからだにさまざまな異常を引き起こす心身症で悩む人が増えてきています。なんとか社会生活はしているものの、もう薬が手放せない、という人も少なくないはずです。

私に言わせればその原因は驚くほど明快です。仕事や人間関係からくる強い緊張や不安、ストレスによって、正常な脳内で分泌されるはずのドーパミンやセロトニン、アドレナリンといった、からだ全体のバランスをキープするためのいわゆる神経伝達物質が生成されにくくなっているのです。

心がバランスを失えば、からだも正常に機能しなくなってきます。極度の緊張が人間の免疫力を低下させることはすでによく知られた事実で、もちろん人間だけでなく動物全般に共通する現象です。

これに対して、頭鍼療法は、頭＝脳にアプローチすることで、心身の司令塔とも言える脳と、信号の伝達経路である神経系全体を正常に戻していくのです。

頭鍼療法はからだをひとつの「全体」と考えます。さまざまな病気を個別に分析したり、その原因や患部に個別にアプローチする西洋医学とは考え方、方法論も大きく異なります。また患部に刺鍼する伝統的な鍼療法ともちがい、直接、脳にアプローチするのです。

だからこそ、原因不明の疼痛や麻痺、難病とみなして回復不可能とされるような症状にも効果を出すことができるのです。

実際、私が治療した精神疾患の患者さんのほとんどが、程度やスピードの差はあれ、改善をはっきり実感されています。

頭鍼療法カテゴリー5 **難病**

難病もズバリ脳と神経にアプローチして治す！

「パーキンソン病の歩行困難が改善！ 頭鍼療法で手の震えが止まった」

石田静香さん 70歳・女性

パーキンソン病で、手の震えが止まらず、歩行が困難で、誰か一緒にいないと外出もできなくなりました。1年ほど前から症状が段々悪くなり病院にも通っています。遠山先生の頭鍼療法の話を人から聞いて、治療を受けにきました。

頭に鍼をしてもらうと、手の震えが止まり、鍼ってこんなに効くものなんだ！　とビックリしました。

治療を受けに来るたび、症状が緩和していくのを実感しています。

以前は介助なしでは歩けなかったのが、今では足が軽くなったようにかなりの距離を歩けるようになっています。

「10年来のリウマチが回を重ねるたびに段々良くなってきた」

鈴木紗栄子さん　65歳・主婦

長くリウマチを患ってきました。毎日痛いという状態が10年ほど続いてきました。

友人から遠山先生の評判を聞いて鍼を受けに来ました。

頭に鍼を打ってもらった当初は、はっきりとはわからなかったのですが、数回、治療を受けたあたりから、だんだんに症状が良くなっているのが実感できるようになりました。やはりつらい痛みが消えたことがとてもありがたかったです。
まわりからも笑顔が戻ったと言われます。それだけつらかったんだと自分でも思います。
今後、どこまで良くなるか、とても楽しみです。

「関節リウマチで診療にも支障が。頭に鍼を打つと関節がスムーズに動く」

生田誠さん　37歳・歯科医

関節リウマチがひどくなり、診察にも支障をきたすようになり、たいへん悩んでました。ある医師の仲間からＹＮＳＡ頭鍼療法の評判を聞いて、遠山先生を紹介していただきました。

完治しないまでも、なんとか動けるようにしてもらいたいと思い、治療に通い始めたところ、頭に鍼を打っただけで関節がスムーズに動くようになり、たいへん驚きました。からだ全体の調子が良くなり、仕事も以前のように続けることができています。

うちに来る患者様にも不調や病気を訴える人がいると、遠山先生を紹介しております。

難病というと、たいへん珍しい病気と思われがちですが、広義の難病＝原因が特定できず治療方法も未確立の疾病は、実は少なくありません。

先に挙げた過敏性大腸炎などもそうですが、病院では原因もわからず、これといった治療法もなく、いわば医者からも匙を投げられ、あちこち探しまわって、最後に私のサロンにたどりついたという患者さんが多いのです。

頭鍼療法では、難病と言われるような疾患を、遺伝子とか原因物質にさかのぼって特定したりすることよりも、あくまで症状を改善し解消することが目的です。学問的な原因究明も大事ですが、今ここで苦しんでいる患者さんを一刻も早く救ってあげることが、治療にたずさわるわれわれの本来の使命なのです。

ここにはＣＴのような大がかりな医療機器もなければ新薬もありません。数本の鍼を使って頭皮に軽い刺激を与えるだけです。このシンプルな治療でハッキリした成果を上げているにもかかわらず、頭鍼療法が、まだまだ社会的に認知されたとは言い難いのが、私には本当に不思議でなりません。

遠山メソッドで医者が匙を投げた病気が治った！

病気は脳と神経から治っていく

遠山メソッドの頭鍼療法はまずはじめに、頭皮への刺鍼によって、神経系を通じて、人間の心とからだの司令塔ともいうべき脳にアクセスします。

そして脳細胞に書き込まれている意識を書き換えます。それによって脳は、それまでからだの各部に信号を送って痛みや麻痺を発生させていた異常な状態から正常な状態へと戻され、正しい信号を送りはじめます。痛みや麻痺について、とくに高い即効性のある効果が期待できるのはそのせいです。

それとともに、鍼の刺激が、ドーパミンやエンドルフィン、セロトニンといった脳内物質の生成・放出を促します。これらの脳内物質は超微量ながら、人間が脳そのものや臓器、筋肉、皮膚の細胞、免疫機能などを活発化させ、健康を維持するのに欠かせない物質であることが、昨今の研究で明らかになっています。

これが遠山メソッドの基本的なメカニズムであり、薬も使わず、鍼だけで、さまざまな病気を治してしまう理由です。

打つ手のない難しい病気を治す

私のサロンには、ごく一般的な肩こりや腰痛で何度も通ってくる患者さんはほとんどありません。なぜなら頭鍼療法ですぐに治ってしまうからです。

むしろ「いくつも病院を回ったが、良くならない」という病状の慢性化した患者さんや、「病院で『もう打つ手がない』と言われた」という、治療の難しい症状や難病と呼ばれる病気に苦しむ方が多く来院されているのです。

もちろんどんな患者さんでも受け入れて治す自信はありますが、病気は重くなる前に治療を受けたほうが治りが早い。重篤化した病状が脳に定着する前に対処したほうが絶対にいいのです。

なんでこんなになるまでウチにこなかったの？ なんて言いたくなることもありますが、その状態から患者さんを救うことができるからこそ、今の私に対する評価があるとも、私は思っています。

ここからはリウマチなど難病と言われる疾病や、腰痛など決定的な治療法がないとされている症状が、頭鍼療法によって改善・快復した例を詳しく見ていきましょう。

リウマチは一般的に「治らない」と考えられている疾患ですが、頭鍼療法によって手足のつらい痛みやこわばりを解消することは可能です。また国民病とも言われる腰痛も、老化現象だから、とあきらめることはありません。

もちろん治癒のプロセスには個人差があり、たった1回の治療で大きく変わることもあれば、薄紙をはがすように徐々に改善されていく例もありますが、頭鍼の効果は確実に現れてきます。

30年という長い期間、リウマチを患って重い症状が定着してしまったある女性の例では、薬を使うこともなく、「頭に鍼」と生活習慣の改善のみでほぼ完全に回復できたことに、我ながら驚きを覚えたものです。まずは彼女の声を聞いてください。

ケース1 リウマチ

30年来の筋肉の痛みとこわばりがその場で消えた！

井上美鈴さん　57歳・パート社員

最初に鍼を打ってもらったとたん、全身が軽くなったんです。痛みはスッと消えてなくなり、まるで飛んで歩けるような感覚。筋肉のこわばりも消えて、手も指も柔らかくなりました。それまで長いことリウマチと付き合ってきたので、自分のからだに起こったことが信じられませんでしたね。初めての頭鍼療法は「奇跡」とさえ呼べる体験でした。

私が遠山先生のサロンを訪ねたのは２０１６年３月でした。実はそれまで30年間ものリウマチ歴があったんです。

最初に私の手首に関節痛が現れたのは25歳のときです。病院で検査をしてもらいましたがリウマチの反応はなく、またしばらくすると痛みも収まってしまったため、とくに治療らしい治療は受けませんでした。

ところがその1年後、再び同じ場所に痛みが起こりました。検査を受けると、今度はリウマチの反応があり、そこから「長いリウマチとの闘い」が始まりました。病院の先生からは「リウマチは基本的に完治はしません。最悪の場合、寝たきりになることもあります」と言われ、さすがにショックでしたね……。

3年で歩くことも困難に

私は病院に通いながら薬はなるべく控え、接骨院に通ったり、いろんな健康食品を試したりもしましたが、3年ほど過ぎた頃、病状が進行して、全身の関節が痛み、歩くことも困難な状態になってしまいました。夜、寝るときにはかけ布団の重さでからだが痛む。寝返りも打てない。首が回らない。歯ブラシもボールペンも持てない。日常生活すべてがその調子でした。

それでも実家住まいの私は、母に家事をまかせて毎日仕事に出かけていました。食事するのさえたいへんというほど病状が悪化し、身体障害者認定を受けたのもこの頃です。我ながらよく頑張ったと思います。忙しいときだけ薬を飲んで、なんとかそれで乗り切っていたんです。

10年の安定状態が崩れた

30代になって結婚し出産を経験しました。子どもを授かるとホルモンバランスが変わるためか、それまでとは打って変わって、からだを動かせるようになっていました。歩くのもひと苦労だったのに、この頃は自転車に乗れるようになっていましたから。

ですが出産後しばらくして、再び関節の痛みが出てきて、赤ちゃんを抱いて歩きたくてもできません。母親としては本当につらいことです。

その後、訳あって離婚した私は、生活のために再び働くことになりました。関節のひどい痛みをなんとかしなければなりません。

その頃、近所に開業したリウマチ専門のお医者さんに診てもらいました。それまで自然治癒力を信じて薬は控えてきましたが、先生に「痛みをこらえて苦しみながら暮らすよりも、薬を飲んで楽に生きたほうが良いのでは？」と言われ、薬をきちんと飲むようになりました。40歳の頃のことです。

それから約10年。その間は私も先生も「症状が安定した」と思っていました。ところが50歳を過ぎた頃、それが崩れ始めたんです。痛みがどんどん強くなり、50代半ばでは、これまで飲んでいた薬では抑えきれなくなって薬の量も増えました。どうしようか……このままではいけない！

そんなとき、ある医療関係者向けの冊子に載った遠山先生の記事を目にしたんです。その記事には私も共感できることが多く、「この先生は正しいことを言っているな」と思い、ぜひ治療を受けてみたいと思いました。

初めての頭鍼治療で軽くなった

それまで整形外科、リウマチ専門病院のほか整骨やマッサージなどいろんな治療を試してきましたが、鍼だけは経験がありませんでした。薬もリウマチのほか、高血圧などの薬も飲んでいましたし、すべてをそのまま続けるのは、時間の面でもお金の面でもまず無理です。「鍼ってどうなんだろう？」という興味もあり、またここが自宅から近いこともあって思い切って訪ねてみることにしました。

そして初めての治療で、最初にお話ししたような「全身が軽くなり痛みがスッと消える」という効果を体験し、心の底から驚きました。

その後、5月には高血圧の薬をやめ、リウマチの薬も少しずつ減らして、8月にはほぼ完全に断薬することができました。薬を飲んでいた頃よりも膝関節の腫れが引いてきました。「治らない」と言われた症状が、どんどん良くなっている。関節が変形しているのは変わらないものの、症状は明らかに軽くなっています。こんなこと、今までなかった！　こうなると、未来にも希望が出てきます。

30年といえば私の人生の半分以上。頭鍼療法で、長く苦しめられたこのリウマチの苦痛からわずか数か月で解放されたんです。

遠山先生は「病気は自分で作ってきたものだ」とおっしゃいます。なるほど、そのとおりだと思いました。苦しい苦しいと嘆くばかりでは希望がありません。むしろ、病気を自分の生活習慣や考え方を改める機会だととらえれば、感謝の気持ちも湧いてきます。そうすることで、もっともっと健康になれるはずだと私は信じています。

リウマチの進行には、いくつかのパターンがあります。発症すると急速に症状が進行していく人。あるいは、症状が出たり治まったりを繰りかえす人。長い時間をかけてゆっくりと進行していく人。いずれのパターンでも、「完治」という言葉を使えないのがリウマチという病気です。現在も根本的な治療法はなく、関節の炎症や痛みを薬で抑える対処療法しかありません。

リウマチは免疫が関わる病気ですから、ホルモンバランスが大きく動く妊娠期には彼女のように症状が一時的に緩和されることも起こり得ます。たとえ一時的に症状が消えても、いつまた発症するかわからない、いわゆる「寛解」という状態です。

薬を飲み始めた井上さんは症状が落ち着き、10年ほどは小康状態を保っていましたが、症状は少しづつ進んでいて、やがてステロイドのような強い薬が必要な状態に陥ってしまったわけです。

頭鍼療法に出会うまで、井上さんはリウマチのつらい痛みによく耐えてきたものだと思います。さいわい頭鍼療法の即効性とともに大きな治療効果が現れました。痛みやこわばりの解消とともに、来院するたび関節の腫れも目に見えて引いていったのです。この劇的な効果は、彼女の「何とかしなければ」という強い意志や、彼女の言う「希望」に大いに関係していると私も思います。彼女の「治療ゲート」が開いているのです。

「希望を持つ」ことはあらゆる治療において大切なことです。「もう一生、治らないんだ……」などと考えていては、治るものも治りません。逆に未来に希望が持てれば、自ら「治るんだ、元気になるんだ！」という意思が脳を刺激して意識を変え、からだにも良い影響を与えてくれるのです。

現在は鍼による治療とともに食事や生活習慣についてアドバイスをしていますが、井上さんはそれらをきちんと守り、２００～３００もあった中性脂肪の数値も最近では70前後まで下がり、安定するようになりました。これから彼女は30年分の人生の充実感や喜びを取り戻してくれるでしょう。私はそう確信しています。

ケース２　ぎっくり腰

突然のぎっくり腰から３週間、痛みが１度で消えた！

市田織恵さん　49歳・会社経営

私はダンスが趣味で、仲間たちとダンスのサークルを作って休日を楽しんできましたが、ある日、突然、腰を痛めてしまいました。理由はわかりませんが、「どうやらぎっくり腰らしい」ということで近所の整形外科に行くと「とにかく安静にしていなさい」と言われたんです。

私は会社経営をしているので、業務は部下にまかせ、自分自身は医師に言われたとおり、1日のほとんどをベッドで横になって過ごしていたんです。実際に痛みがひどく、とても動ける状態ではありませんでした。1週間、2週間とその状態でしたが、いっこうに良くなる気配がありません。あいかわらず痛みも取れません。こんな状態になってから、2か月近く経ち、私はしびれを切らして、別の病院に行きました。するとここでは「あと1週間くらい様子を見て、痛みがないようなら動いても良い」と言われました。すでにじっくり静養した後ですから、さらに1週間もじっとしているのは無駄以外の何ものでもありません。

「絶対安静」から数本の鍼で即回復

これではらちが明かない。病院ではだめだと思って、腰痛を治せる鍼灸医を探してたどりついたのが遠山先生のサロンで、すぐ予約して訪ねました。

これまでの経過を先生にお話しすると、すぐに治療が始まりました。

「大丈夫、この腰痛ならわけはないよ。すぐに良くなるからね」

頭部に数本の鍼を打ち、「さあ、動いてごらん」と先生。

それまであまりに痛みがひどかったので、私は本当に恐る恐る腰を上げたのですが、

「先生、痛くありません！　動けます！」

激痛が怖くてからだを動かすのもままならず、何かにつかまらないと立てなかった私が、スッと自力で立ち上がれたのです。

「なんなら、このままスタジオに行って踊っても大丈夫だよ」

先生の言葉をはじめは冗談だと思いましたね。ですが、腰の痛みがウソのように消え去ってしまったので、この最初の治療を受けた直後、仲間たちが練習しているスタジオに出向き、本当に踊ってみたんです。あれほどの痛みが消え、踊ることができました。2か月もの間、腰の痛みに苦しんでいたのに、私が以前と変わらないダンスをこなす姿を見て、まわりの仲間たちも驚くばかりでした。


この方も最初の治療で大きな効果が現れました。日頃からダンスで汗を流しているために

腰痛
〜整形外科では治らない〜

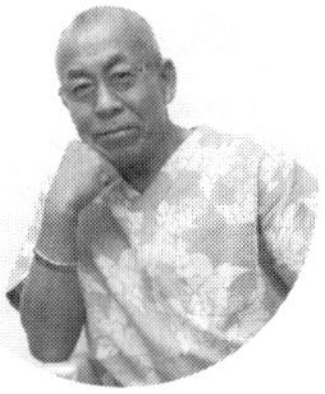

　腰痛というと、ほとんどの方が整形外科を受診します。すると椎間板ヘルニアとか骨の変形とか、あるいは神経組織が傷んでいるとか、もっともらしい話が出てくるものです。ですが私の見るところ、そんなところには腰痛の原因はありません。誤解を恐れずに言えば、多くの整形外科医は腰痛の治し方を知らないのです。

　人間のからだは、どこかにアンバランスや不調がある場合、それを脳がきちんと認識できていれば、自然と調整を取るようにできています。

　腰痛も同じです。たとえば骨盤が傾いており、それを脳が認識していたら、日常的にからだを動かすなかで傾きを矯正していき、バランスを取ろうとします。不調を治そう、アンバランスを調整して正常な状態に近づけようとする働きが、人間のからだには本来備わっているのです。この働きを有効に使うためには、安静にしているよりも、からだを動かしたほうがいい、ということになります。

　腫瘍があって腰痛を引き起こしているような重篤な場合は別として、腰痛は安静がいちばん良くないのです。安静では腰痛は治りません。むしろ痛みをこらえてからだを動かすことで、からだは自然とバランスを取るように調整を行い、正常な状態へと近づけていきます。だから腰痛のある人は、まずは動くことなのです。これが遠山メソッドの考え方です。

　いちばん良いのは、四つ足動物になったつもりで、四つん這いになって動くことです。部屋のなかでも階段でも、赤ちゃんのようにハイハイして動いてみてください。四肢を快いと感じる方向へ動かすのです。そうして動いていれば、痛みは自然と和らいでいきます。

Column

からだは絞れていて、女性ながら筋肉量もありましたから、治療効果が現れるのも早かったのでしょう。

逆に、整形外科の医師から言われるままに、あのままずるずると安静を続けていたら、せっかくの筋肉が衰え、さらに回復が難しい状態になっていたことだろうと思います。

でもご本人は少々不安だったのでしょう、数日後に再び来院し、だめ押しの治療を行いました。

一度の治療で大きく改善しても、彼女の脳には「なかなか良くならない腰の痛み」という記憶が強く残っています。その記憶が恐怖感を煽り、すでに消え去っている痛みを思い出させてしまうのです。

こうしたことはよくあるのですが、だめ押しの治療で脳の意識を完全に書き換えてしまえば、それでOKです。

仕事に趣味にとても積極的な方ですが、現在は週に1回くらいのペースで、からだのメンテナンスのために治療を受けています。

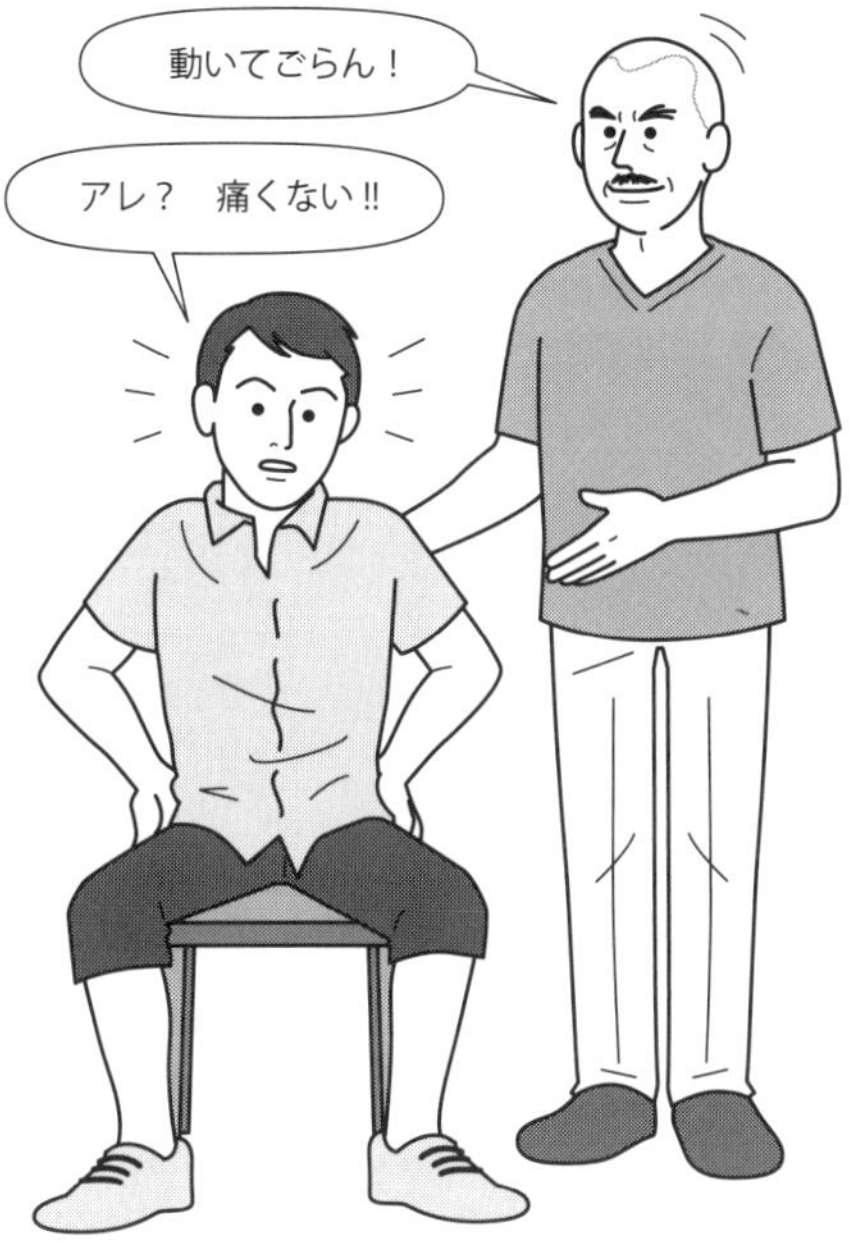

頭鍼療法の効果はその場ですぐわかる

頭鍼療法のメリットは即効性。鍼を打つとすぐ効果が実感してもらえる。腰痛で立ち上がれなかった人にも、その場でスッと立ち上がったり、歩いてもらったりして、鍼の効果を確かめながら治療を進めていく。

ケース3 うつ病

重症化したうつから解放されて普通の生活に戻れた！

安藤俊晴さん　38歳・金融系大手企業勤務

いわゆるうつを患い、ここを訪ねるまで、2年近くも精神科に通っているうちに重症化してしまいました。福利厚生もしっかりしたいわゆる大企業に勤務しているので休職扱いにしてもらいましたが、それが1年以上も続いてしまい、家族もありますから、いつまでもこのままでいるわけにはいきません。いろいろな治療法を探して、頭鍼療法を知って「思い切って試してみよう」と思ったのです。

それまで毎日、病院で処方された数種類の薬を飲み続けていたのですが、波はあるものの結局は少しも良くなりませんでした。

初めての鍼治療でしたが、最初の瞬間に、温感のようなものとともに「気持ちいい！」と感じました。その状態のまま、しばらく診察室で休んで、初回の治療が終了しました。座ったままで痛みもなく、あまりにかんたんな治療だったのに驚きましたね。

操体法のからだの動かし方を先生から少し教わり、無理のない範囲で近所を散歩するなどの軽い運動をすすめられ、しばらくはここに定期的に通うことになりました。

最初は週3回ほどの通院でしたが、ひと月ほど過ぎたあたりで重たい気分がずいぶん取れて、からだの緊張も解けてきたのを実感するようになり、「会社に行ってみる」と言ったら家族に驚かれました。

しかしすし詰めの通勤電車はあまりに過酷です。そこで朝夕のラッシュの時間帯を避け、念のため妻にも同伴してもらって、通勤を始めました。

そうしておよそ1か月。付き添ってくれた妻もたいへんだったろうと思いますが、心身ともに大きく変わってきました。

実は休職している手前もあり、遠山先生のところと同時に、病院の精神科にも通っていたのですが、いつものように精神科の診察を受けたとき、「断薬したい」と申し出ました。もう大丈夫、という気がしたんです。すると医師からは意外な返事が返ってきました。

「やめられるなら、いつ断薬してもかまいませんよ……まだ飲んでいたんですか?」

それを聞いて、「なんだ、もう薬は飲まなくていいんだ」と気分が楽になりました。薬を飲むことを義務みたいに感じていたんですが。

そこから先は本当に急速に改善・回復に向かいました。現在ではまったく問題なく会社に通い、ごく普通の生活を送っています。私自身もですが、家族を安心させられることができてよかったです。もっと早く遠山先生にめぐりあっていれば、時間を無駄にしなくて済んだのに。


初めて安藤さんが来院されたとき、ひと目で「心を病んでいるな」と気づきました。

頭に鍼を打ったとたん「気持ちがいい」というので、これは大いに効果が期待できそうだとわかりました。頭鍼治療だけでもいいが、これに軽運動などを加えれば効果はさらに上がります。本当は断薬する、あるいは薬の量を減らすと良いのですが、無理強いはできません。なにしろ生真面目な方ですから、体調が良くなっても、薬だけは欠かさず飲んでいたのですが、医師の「断薬してかまわない」のひと言で脳の意識が切り替わり、そこからの回復はたいへん早かった人です。

彼は無事社会復帰できましたが、仕事=会社への責任や家族への責任などに加え、症状を

日本を蝕む精神疾患から自分を守れ

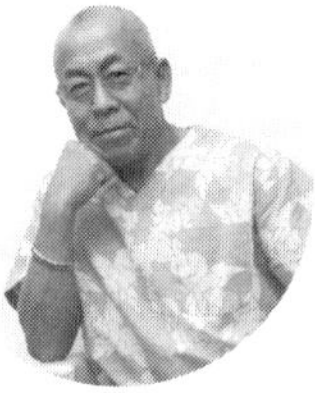

ここ10年ほどの間に「うつ」はかなり一般にも知られるようになりました。同時に「仮面うつ」「新型うつ」などの派生形とも言える病態が生まれ、近年では大人だけでなく、子どもたちにも見られるなど、うつは社会問題といえるほど広く深刻化しています。

ですがこうした疾患の根本にあるのは、人生を楽しむという発想の欠如だと私は考えています。

会社に行くのがつらい。ならば行かなければ良いのです。今の会社を辞めて別の仕事を探せばいいでしょう。学校に行きたくない。それなら無理に行くことはありません。会社も学校も、耐え難い苦痛を受け入れてまで行かねばならないところだとは、私には思えないのです。そんな場所に背を向けても、人の生きる場所は数多くあります。自分が生きられるところで生きていけば良いのです。

しかし実際には、学校や仕事を辞める決断なんてそうかんたんにできるわけではありません。

うつ病などの精神疾患に、企業も力を入れて取り組むようになってきました。ですがその治療となると、対症療法である投薬が中心です。ただ症状を抑え込んでおくだけですから、患者さんのＱＯＬ（Quality of Life＝生活の質）は下がる一方です。薬の副作用や薬への依存も新たな問題を引き起こします。

遠山メソッドの考え方は、これらとはまったく次元が異なります。ストレスを受けて悲鳴を上げている脳そのものを、鍼の刺激で正常な状態へ戻す（書き換える）のです。精神疾患は脳そのものに負荷が集中している状態ですから、頭鍼療法はたいへん効果が高いのです。

Column

抑えておくには薬を飲み続けないといけない、という恐怖感が、自ら回復しようとする脳の力を妨げていたのです。

1日を4分割して脳の健康をキープしよう

脳の健康にとって重要なのは患者さんが摂っている毎日の食事です。飽食の時代と言われて久しい日本でも、実は偏った食生活による潜在的な栄養失調は多く、脳が炎症を起こした り機能不全に陥っている例はたいへん多いのです。これでは鍼で意識を書き換えようとしても、思うように効果が上がりません。

ですから精神疾患で来院され、頭鍼療法を受ける患者さんには、ふだん以上にかなり綿密に、食事についてアドバイスします。好ましい食生活を送っているだけで、仕事やプライベートの場面で受けるストレスも、「負荷」ではなく「刺激」となって、有益に働いてくれることもあるのです。つまりストレスに負けず、むしろストレスを有効活用することができるようになるのです。

精神疾患の多くは、神経の歯車がうまくかみ合わなかったり、脳内の回路が接触不良を起こしたりするようなもの。天気や気圧、季節の変わり目にはそうした異常が起こりやすいとされますが、それ自体、天候の変化に心身が対応できていないことの現れでもあります。そしてそうした柔軟で強い対応力を育むものが、正しい食事なのです。

ですから精神疾患に対しては、まず食べ物に気をつけて、毎日を楽しく過ごすこと。よく眠り、いつもポジティブでいることです。

また、仕事ばかりの毎日ではいけません。1日を4分割して、働き、勉強し、遊び、休む。そうした生活をしていれば、心を病むことはない、と私は断言します。

現代はストレス社会だなどと騒がれますが、よくよく世界を見回してみれば、今も戦火がやまない国もあります。それに比べれば、今の日本で命の危険にさらされることなど、まずありません。その平和な日本で深刻なストレスを抱えているとすれば、それは自ら招いたものにちがいないのです。ならば、それを遠ざけてしまえば、ストレス性の症状は雲散霧消してしまうでしょう。

一方で、適度なストレスは脳細胞への良い刺激にもなります。それを思えば、私たち現代人はストレスをもっと上手にコントロールするすべを身につけるべきなのです。

スポーツ障害　回復期の治療で早期復帰

スポーツ中のケガや故障の治療というのは、骨や筋肉、神経にまたがるダメージを、なるべく早く元どおりに修復して、本人を復帰させるという、治療師としてもっとも実力とスピードを試される分野です。もちろん鍼で折れた骨を即時修復することはできませんが、回復期に遠山メソッドを施すと、完治までのプロセスが断然ちがってきます。これは自己治癒力が大きく働くためと考えられ、骨折やじん帯の損傷など、幅広い障害に有効であり、一般的なケガや故障の治療の格好の見本となります。

ケース4　じん帯裂傷

じん帯のひどい損傷から半年で復帰できた！

瀬川浩二さん　35歳・会社員

スキー中の事故で十字じん帯を断裂してしまいました。状態はかなりひどく、外科手術でじん帯はつなげたのですが、思うように回復しませんでした。

とにかくつらい痛みを取ってもらおうと遠山先生のところに通い始めたときは、患部に金具が入っており、またふだんから脚に装具をつけての通院でしたが、3か月ほど治療を続けたところで痛みはほとんど取れました。

通院開始から半年ほどで、埋めた金具を取るということになりましたが、じん帯の損傷状態からすると、かなり早期の回復だったようです。

痛みが取れ「金具を取ったらまたスキーに行くんだ」と張り切っていたら、先生から「あんな大ケガをしながら、まだ懲りずにスキーに行くとは……」と驚かれてしまいましたが、「何を言ってるんですか、そのために先生の治療を受けているんですから」と言い返しましたね。

ケース5 捻挫

初めての治療日、その場で走れた！

伊藤奈津美さん　22歳・会社員・スポーツ選手

私はビーチバレーの選手です。足の捻挫のためにここに来ました。

ズキズキするような鈍い痛みと同時に、足にほとんど力が入りませんでした。そのとき、大事な大会が目前に迫っていたので、1日も早く復帰したくて来たんです。

数本の鍼を頭に打ってもらうと傷みが消え、先生に「軽く走ってみて」と言われて、外に出て走ってみたんです。どうしても捻挫したほうの足をかばう意識が働いてしまい、ぎこちなくなってしまうのですが、問題なく走れた自分にびっくりしました。

それから数日間、通院を続けると、痛みはもちろん鈍い違和感もすっかり消えて、無事大会にも出場することができました。先生に感謝です。

このふたつの例では、「なるべく早く」ということで、即効性に期待した治療を行いました。とくに早期に痛みを取り除くと、脳は回復軌道に乗って活発に働きだします。

ビーチバレー選手の伊藤さんの場合、すぐに痛みをなくすため数本の鍼を打ち、その状態でサロンの前の通りを軽く走ってもらいました。置鍼といい、刺鍼した状態でしばらく過ごしてもらい、鍼の効果を脳に定着させるのです。

彼女の場合、傷みはすぐ消えましたが、若干の違和感が残ったので追加で鍼を打ちました。

効果を確かめながら鍼を増やすのです。鍼はそのままでも、軽いジョギング程度なら抜け落ちることはありません。筋肉量が多いほど治療効果も大きく表れる傾向があります。そのため一般の方よりもスポーツマンやアスリートのほうが回復までの時間は短く、彼女の場合もごく短期間で回復することができました。

自律神経の異常は瞬時に変化が起こる

自律神経の治療は、遠山メソッドの得意分野といえます。診察を重ねていくと、それがはっきりとわかります。それだけに効果が高く、ほんの2〜3本の鍼を打つだけで、その瞬間に変化が起こることがよくあります。

遠山メソッドにおける頭部のポイントは、心身の状態を切り替えるスイッチのようなもの。そのスイッチがどこにあるかを正確に見極め、そこに鍼を打てば、それだけで患者さんの状態が切り替わります。照明のスイッチをオンにしたら、部屋がパッと明るくなる……それくらいハッキリした変化が起こるのです。

ケース6 大脳皮質基底核変性症

原因も治療法もわからない難病に希望が見えた！

井上葉子さん　39歳・パート社員

手や足がこわばり震えが出るようになり、生活にも支障が出るようになったので、大学病院で受診したところ、「大脳皮質基底核変性症」と診断されました。難しい病気で、原因もわからず治療法もないと言われ、とてもショックを受けました。とにかく薬でこわばりや震えを抑えることしかできないようです。

病院がダメならと、いろんな人に相談したり本を読んだりして、いくつか東洋医学系の治療も受けてみました。そのなかで見つけたのが遠山先生の頭鍼療法です。

現在も通院中ですが、最初の治療から痛みと震えが止まり、大きな変化を感じることができました。

回を重ねるたびに、からだが以前のような自由を取り戻していくのがわかり、はじめは生きる希望さえなくすほど精神的に追い詰められていたのに、今は明るさを取り戻して笑うことも多くなってきました。

病院で処方された薬も、最初は怖くて手放せなかったのですが、今では飲んでいません。

今は全快した自分の姿をイメージしながら、食事などにも気をつけて頑張っています。

大脳皮質基底核変性症は脳の深部にある神経細胞が少しずつ死んでいく難しい病気で、左右いずれかの手か足の動きがぎこちなくなり、やがてこわばりや震えが出てきて、動きが不自由になっていきます。今のところ原因は不明で、そのため根本的な治療法もありません。こわばりや震えを投薬で抑える対症療法があるばかりです。

最初の来院のとき、なんとも暗い表情をした方だな、という印象でしたが、当然のことですよね。話をするにも元気がなく、口から出てくる言葉はネガティブなものばかりです。私の患者さんはもともと難しい症状の方が多く、このような方には慣れっこなのですが、それにしても……というレベルでした。

診察してみると、頭部の特定のエリアにだけ異常が集中していました。他にはどこにも異常がなく、ごく狭いエリアにだけ集中していたのです。

このような場合、その特定エリアのポイントを埋めるように、集中治療を行います。ごく限られた範囲にのみポイントが集まっているので、患者さん自身でセルフケアするのも比較的容易です。

彼女は現在、10日に1回程度の頻度で来院し治療を行っています。治療効果には患者さん自身が手応えを感じているようで「鍼を打ってもらうと具合がいい」と話し、また来院されるたびに表情が緩み、明るさが増しています。

彼女は当初、第2章でお話しした「治癒へのゲート」にカギがかかったような状態でした。通常なら1、2度の治療で開くはずのゲートが、なぜかピクリともしないのです。それがなぜなのかはわかりません。ですが治療を続けていくうちに緩みが生じてきました。全快までにはもう少し時間がかかりそうですが、どこかのタイミングで一気にゲートが開いて、症状が決定的に改善される瞬間がやって来ると私は考えています。

これは私の治療に加え、自宅でのセルフケアが功を奏しているものと思われます。このまま治療を続ければ、ある日「カチャッ」とカギが開き、一気に効果が現れるときが来るでしょう。

「治ろう」とする力を脳からいかに引き出すか

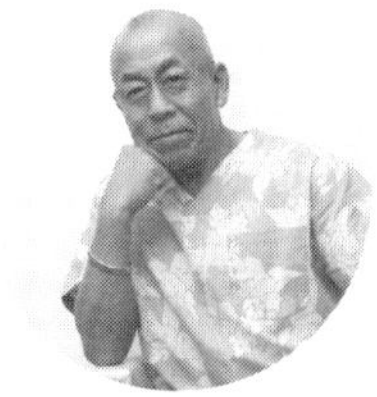

体調管理だけを目的に遠山メソッドの治療を受けるという患者さんは少ないのですが、何らかの治療の後、とくに異常がなくとも来院される患者さんはかなりの数にのぼります。定期的な健康のメンテナンスとでも言うか、心身の良好な状態をキープするためです。

最先端の西洋医学でも、すべての病気を治すことはできません。ある程度は治せるが、完治は難しいというケースも多々あります。原因すらわからない難病は多数残されていますし、リウマチにしろ糖尿病にしろ、一生、薬を飲み続けなくてはなりません。その一方で、薬だけで治った例はないのです。

ところが、食事を変えるだけで多くの症状が改善されます。ときにはほとんど消えてしまうこともあるのです。こうした実例を見れば、「治せない病気はないのではないか」という気さえしてきます。

どのような病気でも、医師や薬の力だけで治すことはできません。病気を治すのは患者さん自身の治る力、自己治癒力にほかならないのです。そして自己治癒力を引き出すためには、脳、そして腸が、たいへん重要なカギになります。

脳は心身の不調や不具合を感知すると、それを打ち消し、健康に導こうとします。その一環としてさまざまな脳内物質を作り、放出していくのです。腸については第５章で詳しくお話ししましょう。

Column

「治ろうとする仕組み」にまかせよ！

本来、人間はこのような、からだのなかに存在する「治ろうとする仕組み」にまかせればいいのです。からだの外から異物である薬を入れるよりも、はるかに効率が良く、安全で、しかも自然なやり方です。

からだを病気から回復させることは、決して難しいことではありません。ただ、医師や薬に頼る気持ちが強すぎると、自分で治そうとする力が出てきません。ですから意識を書き換え、自ら治ろうとするように働きかけることが大切になると私は考えるのです。

人間の心身は「完璧に健康な状態」ということはまずありません。本人が自覚していないだけで、必ずどこかに不具合のタネがあり、不調の芽生えが存在します。診察してみると、それがすぐにわかります。

そうした「病気の予兆」をいち早く見つけ、健康を維持するには、自分自身のなかにある自己治癒力を有効に働かせておくことが必要です。

遠山メソッドとは病気の治療法であると同時に、心身の良好な状態を維持するための健康法なのです。薬なんて要りません。薬で症状を抑え込むことは、人のからだにとって大きなお世話ですね。

遠山メソッド美容鍼　美と健康はひとつ

「小顔」を作る美容鍼が超人気！

今、世間ではいわゆる「美容鍼」が注目を浴びていますが、美容と健康は、本来、切っても切り離せない関係にあります。からだの健康ばかりではなく、心の健康状態も、顔や姿勢や話し方に影響を与えて、その人の印象をガラリと変えてしまいます。人は顔カタチばかりでなく、健康な人が放つオーラ全体の輝きから、その人が「キレイ」だという印象を受けるのです。

ですから美容鍼も、病気の治療とベクトルはまったく同じです。

とはいえ、頭鍼療法には、とくに美容に高い効果のある「ポイント」が存在していることはたしかです。

私のサロンでは、頭皮への刺鍼にプラスして、顔の皮膚への刺鍼による美容鍼を提供していますが、やはり女性にたいへん人気があり、昨今は美容鍼だけを目的に来院される人も増えてきました。新しもの好きの私なので、インターネットでも評判のスワロフスキ製の美容鍼も使っています。キレイになるんだから、治療だって楽しくないといけない！　私はそう思っています。

まずは遠山メソッドにおける美容鍼の実例をいくつか紹介しましょう。


1度目で小顔に。２度目で目がパッチリ。やみつきになりそう

吉田美咲さん　24歳・会社員

顔のむくみがいつも気になっていたので、美容鍼を受けています。１度目でかなり小顔になった感じでした。２度目では目がパッチリ開き、そして肩こりも消えました。ちょっと仕事で疲れがたまると表情が暗くなって、姿勢も悪くなっていたのですが、鍼治療を受けると、上半身がシャンとして顔もパッと明るくなります。頭鍼療法はやみつきになりそうです。

顔が引き締まりすごくゴキゲンです

飯田翔子さん　38歳・会社員

小顔になりたくて、美容鍼を希望して来ました。年齢のせいでしょうか、仕事やプライベートでもちょっと無理すると顔がむくんだりして気になって……。また加齢のシワも心配です。でも鍼を顔に打ってもらいしばらく寝ていると、全身が気持ち良くなり、終わると目はパッチリ、顔は引き締まって、すごくゴキゲン。続けて来ますので、よろしくお願いします。

頭と顔に鍼を打ちますが全身に効きます。これは女性におすすめ！

伊藤のぞみさん　33歳・医師

美容鍼と、首・肩のこり、疲労回復で頭鍼療法をお願いしています。仕事柄とても神経を使うので、疲れと首や肩のこりに悩まされてきましたが、ここで美容鍼を受けるようになってから、顔の皮膚にみずみずしさとハリがよみがえり、それに何より、こりが取れとても楽になれます。美容鍼は頭と顔の皮膚に鍼を打ちますが、全身に効果が現れます。美容だけでなく、肌荒れや冷え性とか便秘などに悩んでいる女性にはおすすめです。

ビフォー&アフターのちがいがハッキリ！

田中菜緒　47歳・自営業

遠山先生のサロンの近くに私が経営しているお店があるんですが、ここを通るたび美容鍼の看板がずうっと気になっていて、思いきって入ってみました。年齢的に顔の衰えが気になっていたんです。遠山先生のお話を聞き、やってみようと決心をして施術を受けることにしました。ここでは施術の前と後に自分のケータイで写真を撮らせてくださるのですが、ビフォー&アフターのちがいがはっきりわかります。少々たるんできたあごのあたりがスッキリして、最近、笑顔が輝いてるね、なんて言われます。顔だけでなく体調も良くなって元気になったのを実感しています。仕事にがんばっている女性にはとてもおすすめですよ。

女性にとって大敵である顔のむくみやたるみ、シワ、肌荒れは、おもに内臓の機能と栄養に関係しています。鍼の刺激で内臓機能の活性を促し、血流を改善すれば、水分がいきわたり肌は潤い、むくみやたるみが取れてきます。

鍼の刺激は皮下のコラーゲンやエスラチンの生成を促進して、失われたハリと潤いを与えてくれます。

またとくに最近は「小顔」願望の女性が多いのですが、これは血流の改善で肌が引き締まってくると同時に、顔の筋肉に鍼で刺激を与えることで、緩んでいた筋肉が引き締まり「小顔」になるのです。

顔には肩こりを解消する重要な「ポイント」も存在しており、緊張した筋肉を逆に緩めることで、こわばった表情から、自然なリラックスした表情に戻す治療もあるのです。

よく聞かれるのは、ダイエット効果について。たとえば鍼で食欲を抑えることができないか？　ということです。たしかに過食を抑えるポイントはありますが、鍼の一時的な効果が薄れたとき、食欲が強くぶり返してリバウンドしたりするのでおすすめしません。

ちなみに美容鍼に使用する鍼は、頭鍼療法と同様、完全滅菌された最高品質の使い捨て鍼です。デリケートな顔面部への刺鍼は、0・16ミリから0・1ミリの極細鍼を使用しますので、個人差はありますが、刺鍼による痛みはほとんどありません。

鍼の数は症状によって異なりますが出血も施術後の痛みもなく、刺鍼による傷もまったく残りませんから安心です。

またメークをしたままでも施術を受けられるので、仕事帰りに気軽に立ち寄って施術を受けてもらうことができます。

美容鍼も頭鍼療法と同様に、目に見える絶大な効果がありますが、その効果を持続させるのは何よりも日常の生活習慣であり、端的に言ってそれは日々の栄養＝食生活と軽運動、そして考え方（ポジティブシンキング）なのです。

食べ物に関しては別のページでお話しするとして、ここでは私が患者さんにすすめている運動を紹介しましょう。私の治療院では整体の一種である操体法を本格的に教えていますが、ここでお教えするのは、日常生活のなかで誰でもかんたんにできる運動です。

誰でもかんたんにできる遠山メソッド健康力アップ法

通勤電車でオフィスで即効エクササイズ

まずは電車通勤している皆さんなら、吊り革につかまって、片足立ちしてみましょう。できればつま先立ちしてください。ふくらはぎが鍛えられ、全身の血流も増します。これを一駅ごとに足をかえて、何度か繰り返します。

次はイスに座ったままできる運動です。イスに座って、片足ずつ膝から下をゆっくりと持ち上げます。

水平になるまでを目標に足を上げてください。無理せず持ち上がるところまで持ち上げたら、今度はまたゆっくりと降ろしていきます。足の筋肉に負荷がかかるのを感じながら、ゆっくりしたスピードで上下させるのがコツです。激しい運動でなくとも、筋肉の良い運動になっています。

今度は上半身です。これも座ったままでＯＫです。飲み物が入ったペットボトルを手に持ちながら、腕をゆっくりと上げ下げします。足の運動と同じ要領です。ペットボトルは小さいものでかまいません。あなたの腕の力に合わせて、大きなペットボトルでも、本でも何でもかまいません。これをちょっと疲れるまで繰り返します。やっぱりゆっくりしたスピードで筋肉に負荷をかけるのが大事です。

鼻呼吸は免疫力を上げる

ついでに呼吸法についても触れておきましょう。呼吸は、ふだんは意識しませんが、生命体にとっては基本とも言うべき大事な仕事です。心身に何らかの不調、異常を抱えている人には、呼吸が浅くなっている人がたいへん多いのです。

呼吸は鼻でするのが基本です。口呼吸は免疫力を下げてしまいます。

鼻から吸い、吐くほうは口からでもかまいません。ゆっくりと息を吐くように意識してください。細かく時間を気にする必要はありませんが、吸うときよりも、ゆっくりと吐くよう心がけてください。

呼吸のコントロールに馴れてきたら、30秒で吸って1分ぐらいで吐くという程度のサイクルで呼吸を続けてみましょう。心身ともにリラックスしていくのがわかるはずです。

呼吸に意識的になると、肺がふくらみ、自然と背筋がピンとなって姿勢が良くなります。同時に横隔膜を使うことになるので、内臓全体の緊張がほぐれたり、内臓の機能の活性を促します。そしてもちろん、良い呼吸は脳をはじめ全身に新鮮な空気を送り込みますから、生命力全体の水準をレベルアップしてくれます。

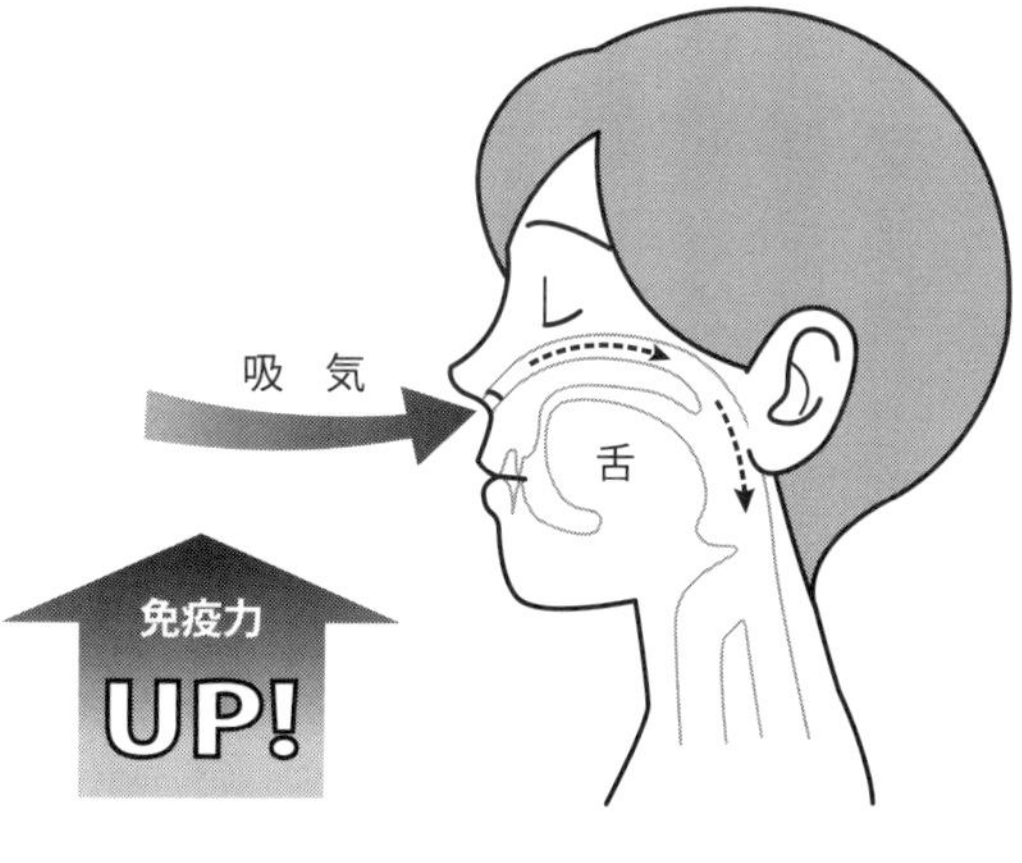

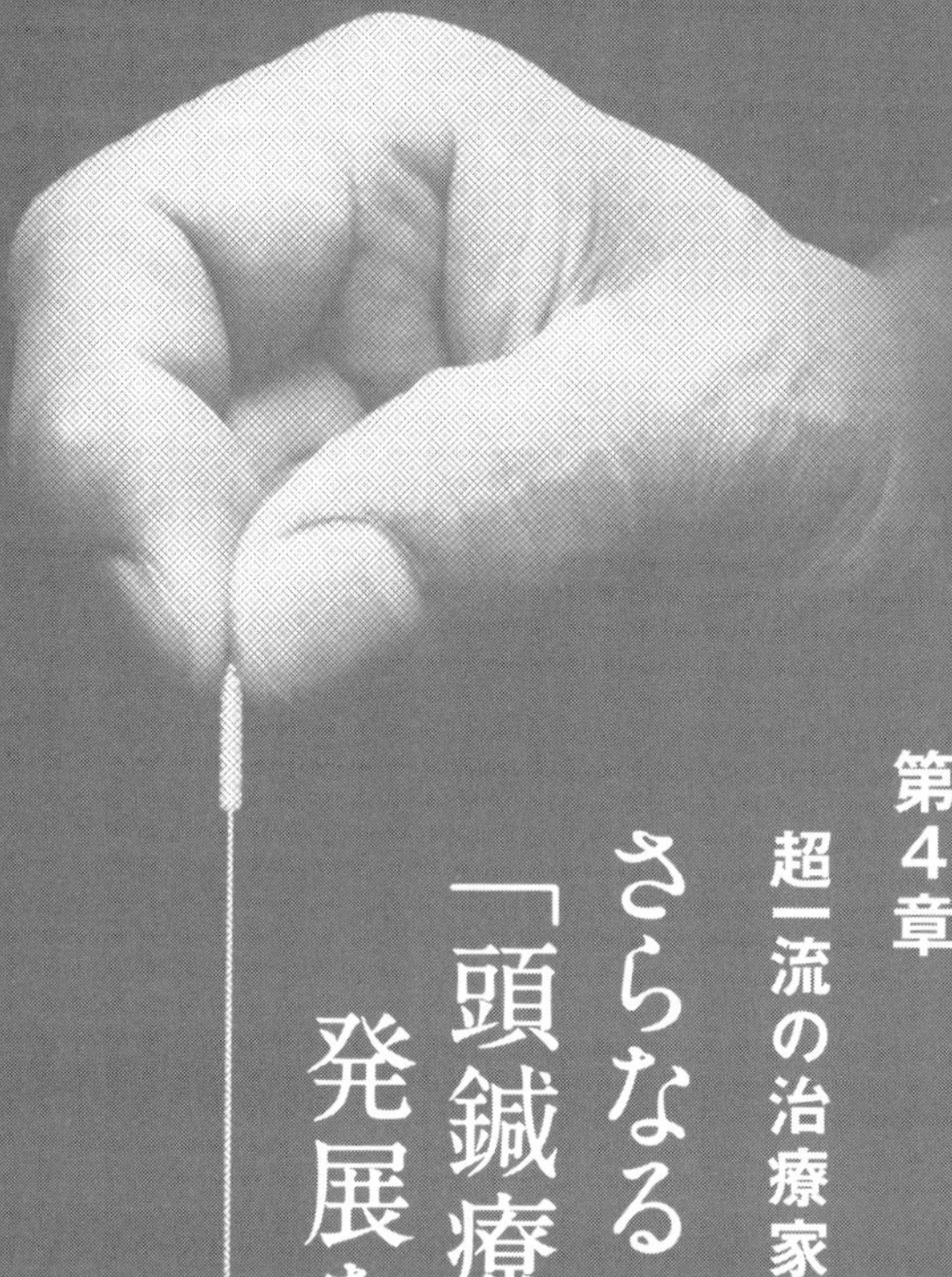

第4章

超一流の治療家を目指す人たちへ

さらなる「頭鍼療法」の発展を目指して

私はなぜ治療家を目指したのか

キッカケは椎間板ヘルニア

ここで少し、私のことをお話ししておきましょう。

私が治療家の道を志すようになったきっかけは、ぎっくり腰の経験です。話は学生時代にまでさかのぼります。

あれは20歳の夏のこと。私は仲間たちと一緒に海に出かけ、昼間さんざん遊び、少々疲れた私は浜辺で横になって眠っていたのですが、陽も傾いてきたので「そろそろ帰ろうか」ということになりました。

ところがどうしたことか、私のからだが動きません。無理に動かそうとすると、腰に激しい痛みが走ります。

「何だ、何ごとだ?」

少々のことでは動じない私でしたが、さすがに「自分のからだが動かない」となれば慌てます。

からだを起こそうとしてもままならず、それに激しい腰の痛みは尋常ではありません。どうやら噂に聞くぎっくり腰のようです。

それにしても、とくにからだを動かしたわけでもなく、横になって昼寝している間にぎっくり腰になってしまうとは……。

こんなこともあるのか、と私は半信半疑でした。

結局私は仲間たちに助けられながら家まで戻ることができました。

その日はおとなしく横になったまま過ごしましたが、腰の痛みは翌日になっても収まりません。相変わらずからだの自由が利かず、無理に動こうとすると腰に激痛が走ります。トイレに行くにも、芋虫のように這いつくばって行くしかありません。

ともあれ、このままではどうしようもありません。私は痛みをこらえながら、それでも近所の整形外科に向かいました。するとここで、私は「椎間板ヘルニア」と診断されてしまったのです。

腰痛に苦しむなかで出会った操体法の衝撃

多くの方々がご存知だと思いますが、椎間板ヘルニアというのは背骨の間をつないでいる軟骨がはみ出してしまう症状です。はみ出した軟骨が神経に触れると、ひどい痛みが起こります。腰痛やぎっくり腰の原因の多くを占めるとされており、この椎間板ヘルニアに泣かされた方は数多いことでしょう。

治療法としては、外科手術ではみ出した椎間板を切り取るというのが一般的ですが、背骨のまわりには重要な神経が走っていますから、うまくやらないと麻痺が残ることにもなりかねません。

現在ではレーザーで椎間板を焼き切る、という治療も行われるようになりましたが、当時はもちろんそんな治療は一般的ではありませんでした。

私は痛む腰をだましだまし、いくつかの病院を回りましたが、どこへ行っても「手術しかない」と言われたものです。そのくせどの医師も、手術をしても治せるかどうかは五分五分だというのです。

「手術して運が良ければ、元どおりになるよ」

「……じゃあ、運が悪かったら？」

「うーん……そのときは車椅子生活だな」

まだ20代だというのに、車椅子生活とはあんまりです。こんなことを聞かされて、手術を受ける気になるわけがありません。

そのときに出会ったのが、「操体法」を実践していた橋本敬三先生だったのです。

先生の操体法は、からだに負荷をかけず、自然で心地良い治療法でした。人間のからだは関節の働きによって、さまざまな方向に動かすことができますが、痛みを感じる方向に動かすと、それは不快なストレスにしかなりません。そうではなく、からだが快いと感じる方向に動かし、その心地よさを味わうのが操体法の基本です。そうすることによって、自然とからだの歪みが矯正されていくというのが操体法の考え方です。

さっそく操体法の指導を受け、私の腰痛は見ちがえるように回復していきました。その変化は衝撃的でさえありました。痛みはみるみるうちに軽くなり、日に日にからだが動くようになっていきます。「手術しかない」と言っていた医師の言葉は、いったい何だったのでしょうか？

結局私は手術を受けることなく、橋本先生の指導による操体法を1か月ほど実践することで、腰痛を完全克服してしまったのです。

治療家としての道を歩み出す

他の項でも少しお話ししましたが、橋本先生の操体法は単に運動療法の枠にとどまるものではありません。操体法とは、治療法と言うより、生き方の法則です。健康な生活の指針であり、哲学的な側面も持っています。つまり肉体的な痛みや歪みを解消するだけでなく、そうした症状が起こらないようにするための養生訓でもあるのです。

日々を健康に、元気に生きるためには何に注意すればいいか。どのような心構えで暮らせばいいか。操体法はそうしたことも私に教えてくれました。この操体法に出会ったことは、私にとって大きな幸運でした。

手術もせず薬も飲まず、あの激しい腰痛を克服できたのです。出会う医師がみな「手術しかない」と言っていたのに。なんて素晴らしい治療なんだろう。自分もぜひ、この治療法を覚えたい。そして橋本先生のように、つらい症状に苦しんでいる人たちを救いたい……。

実は当時の私は、建築家を目指していました。ですが橋本先生と操体法に出会ったことで、私の未来は大きく方向を変えていったのです。その後の私は治療家の道に進み、橋本先生に師事しました。もちろん、先生が実践する操体法を身につけるためです。

頭鍼療法に出会い、鍼治療の新境地へ

YNSA頭鍼療法のショック

私は若い頃から合気道に励んでいたのですが、操体法のからだの動かし方は、合気道のそれと相通じるものがあります。そのため私には馴染みやすく、乾いた砂地に水がしみ込むよ

うに、操体法の基本思想や技術を、するすると習得することができました。

やがて私は鍼灸治療を習得して自分の治療院を持ち、操体法と鍼灸を二本柱とした治療を行うようになりました。それから長らく、多くの患者さんを診てきたのですが、その私に第二の転機が訪れます。それが山元敏勝医師の「頭鍼療法」との出会いです。

山元先生は当時から、日本国内よりもむしろ海外での知名度が高く、そのため先生の施術も「ＹＮＳＡ」という英文の略記で呼ばれることが多かったようです。今も多くの国々に出かけては、その地で頭鍼療法を広め、また頭鍼療法を行う医師たちを指導するという活動を、精力的に行っておられます。その山元先生とのご縁をいただき、頭鍼療法を間近に見ることができたのは、１９９９年のことでした。

それまでの私は、中医学の伝統に沿った鍼治療を行い、多くの患者さんの痛みや苦しみを取り除いてきました。それはまちがいありません。

ですが、山元先生の頭鍼療法は、一般的な鍼治療とはまったく異なっていました。異常が現れている患部ではなく、異常を感知している脳に働きかけることで、異常そのものを修復しようとするのです。そのために、脳に近い頭部のポイントを鍼で刺激するのです。鍼を使いはするものの、その根底にある治療の考え方は、伝統的中医学の鍼治療とはまったく異なるものです。

「こんな鍼治療があったのか」

この出会いは、若き日に出会った操体法と同じく、私に大きな衝撃を与えてくれました。その後、山元先生に師事し、頭鍼療法を身につけたことは、私にとってとても大きな財産であり、現在の私の治療の根幹になっています。

志を同じくする治療家たちとの交流

私は現在、頭鍼療法を主軸として、操体法による運動や食事療法などを総合した遠山メソッドという名称を掲げて治療を行っていますが、世間的には私は鍼灸師です。そして鍼灸をはじめとする伝統療法は、とかく「エビデンス（臨床的・科学的根拠）に乏しい」などと言われ、西洋医学の医師たちからはうさん臭い目で見られがちなものです（その一方で伝統医療に深い関心を寄せる医師もまた増えていますが）。

しかし私には医師の友人がたくさんいます。彼らとは単に友人であるというだけでなく、診療のうえでも互いに連携し合っています。私の患者さんに「精密検査が必要だ」と思えば、仲間の医師に相談し、紹介することはしばしばありますし、逆に彼らのほうから患者さんを紹介されることもあります。

整形外科、内科、産婦人科、皮膚科、眼科、精神科、歯科……実にさまざまな分野の医師たちと交流し、情報を交換し、診療に役立てています。また彼らは遠山メソッドの有効性を充分に認識してくれています。だからこそ、患者さんを紹介しあったりもできるのです。

彼らが特別変わった存在だというわけではありません。ただ目の前にいる患者さんを治したい、痛みや苦しみを取り除きたい。それだけなのです。患者さんの苦しみやストレスを軽くできるなら、診療科の壁など問題にはなりません。頭鍼療法を編み出した山元先生も、操体法の橋本先生も、西洋医学を学んだ医師です。

志を同じくする彼ら医師たちとの交流は、とても実り多いものです。彼らから学ぶことも実に多く、それを自分の診療に活かしていくことで、遠山メソッドはその領域をさらに広げ、充実したものへと進化しているのです。

「遠山塾」で一流の治療家の育成を目指す

現役医師も参加している遠山塾のセミナー

私は後進への指導の一環として、頭鍼療法を行っている治療家を対象にした「遠山塾」というセミナーを開催しています。技術的な指導を行う実践的な内容で、ここには鍼灸師だけでなく医師、歯科医師も参加しています。

おおよそ月1回の開催ですが、所要時間はおよそ5時間。なかなかの長丁場ですが、これはじっくりと時間をかけて技術を習得してもらいたいという私の思いからです。また実際に頭鍼療法に磨きをかけようと思ったら、1回あたりこれくらいの時間は必要でしょう。

遠山メソッドでは、治療もさることながらそれ以前の診断が非常に重要です。診断を間違えてしまうと鍼を打つポイントを誤ることになりますから、まったく効果が見込めません。ですから「いかに正確な診断を行うか」という点を重視します。

セミナー参加者は治療側と患者側に分かれ、治療側が患者側を診察して、診断を行います。ひとりひとりの診断に誤りがないかどうか私が確認し、もしまちがっているようならばさらに診察を続けるよう指導します。なかなか診察点が見つからないということもありますから、指導する側もされる側も、根気が必要です。

ひとりの治療家が育っていくためには時間がかかりますし、先達も必要です。私の指導によって彼らが頭鍼療法の腕を磨き、さらに広範な遠山メソッドの後継者に育ってくれれば、こんなにうれしいことはありません。より多くの方々が、頭鍼療法の奇跡に出会い、その恩恵を享受してもらえると信ずるからです。

治療家を志す者に必要な「覚悟」

治療家としての私について、あれこれお話ししてきましたが、最後にひとつだけ、治療家にとって何が必要なのかということをお話ししたいと思います。

とは言っても、治療家にとって大切なものはとても多く、ひと言で言い表すことはできません。ですがそのなかからひとつだけ挙げるとすれば、それは「覚悟」だと思っています。

私の治療院には難病の方や、いくつもの病院で治療を受けたが改善が見られなかった方、なかには「この病気は治せない」と、匙を投げられたような方など、難しい患者さんが多く来院されます。最初の予約の電話でも、多くの人が「……こんな状態なのですが、大丈夫でしょうか？」と不安を口にされます。

そんなとき、私は決して「ちょっと難しいですね……」などとは言いません。「大丈夫です、きっと良くなりますよ」と答えます。

疾患が慢性化した患者さんや難病の患者さんは、あちこちの病院でネガティブな言葉を聞き飽きているのです。「これ以上は無理です」「完治はできません」「薬は一生、飲むことになります」……そんな言葉を、これ以上聞かせてどうするのでしょうか？　患者さんを暗い気持ちに追い込んで、病気が良くなるとでも言うのでしょうか？

ただ事実をありのまま伝えて合意（インフォームドコンセント）を得たとしても、患者さんの自己治癒力のスイッチを入れることはできません。まったく逆です。

私は肯定的な言葉で患者さんの気持ちを引き立てるのです。その声がけだけで、患者さんは希望を持ちます。そして「良くなりますよ」と言ったからには「必ず改善させてみせる！」という覚悟を持って治療にあたります。

つまり「背水の陣」というわけですが、そうした状況に身を置いて真剣に治療すると、感覚が鋭くなるのか、診察点に現れる異常がはっきりと感じられます。そしてどのポイントにどのように鍼を打つべきかが明確にわかりますし、治療効果も高められます。

日々、この覚悟をもって患者さんに相対し、治療を行うこと。これは私にとって欠くことのできない治療の心得といえます。

月商300万の治療家を育てる

われわれは治療家でありますが、同時にみな医療サービスを提供する経営者でもあります。治療家として腕を磨いてさえいれば、人が自然に集まってくるというものではありません。そこには経営センスや戦略というものが必要です。

私がそごう横浜店のサロンに拠点を移す以前、藤沢で経営していた「ＹＮＳＡ藤沢操体鍼療所」では、院長である私が、たったひとりの治療師であり経営者でした。

この診療所のまわりでも資本力を持った大きな鍼灸院や整骨院が入れ替わり立ち替わり出店して、駅前で毎日のようにビラを配って人を呼び込もうとしていますが、私はまったく怖くありません。彼らは地元の人を食い合っているだけ。私のサロンは全国から人が集まりますから、全然競合しませんよ。

いったいどうしたら人が集まるのか？　どうしたら患者さんがリピーターになってくれるのか？　どうしたら価格競争に巻き込まれず、利益率を上げられるのか？

私はそうした問いに、ひとつひとつ答えることができます。それはただのテクニックとは限りません。患者さんの不安や願い、希望に応える治療師としての姿勢や覚悟、患者さんの意識をポジティブな方向に導いていく診療のあり方が問われるのです。

私はこれまでの自分の経験から、１人の鍼灸師が1日に6時間、月に20日間の稼働で、鍼治療のみで月商３００万円以上稼げるノウハウを確立しています。遠山塾では、治療の技術的な面ばかりではなく、こうした経営ノウハウもしっかり身につけてもらいたいと考えているのです。

ひとりでも多くの稼げる治療家を世に送り出したいし、稼げる治療家、人の集まる治療院でなければ、多くの経験を積んで一流の治療家に大成することはできないからです。

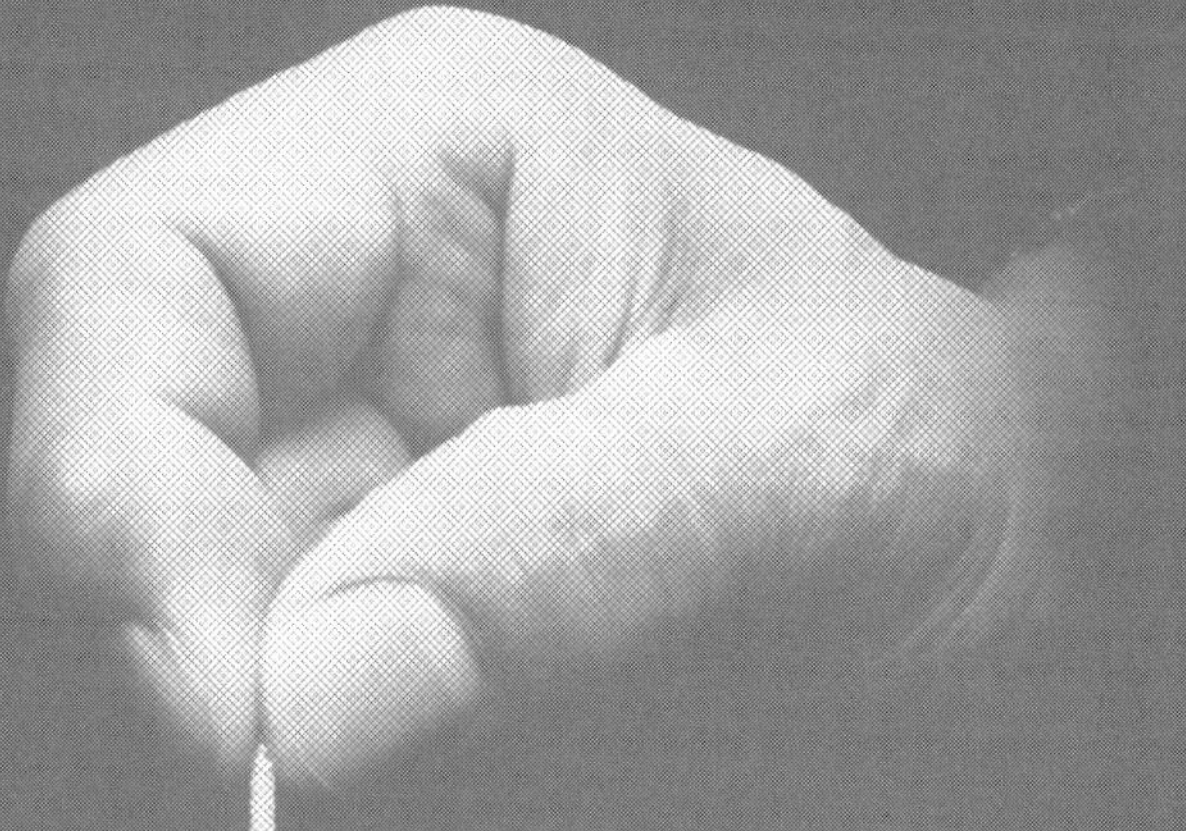

第5章
遠山メソッド
健康で幸せになる
食&意識術

遠山メソッドは「超常識」の健康法

「人と同じがイヤ」という性格が治療を進化させる

決して「あまのじゃく」というわけではないのですが、どうも私は「人と同じ」ということを嫌う性向があるようです。嫌うというよりも「疑う」と言ったほうが良いかもしれません。そのためしばしば、世間とは逆方向を向くことがあります。

たとえば右か左かの選択を迫られたときに、世間の大多数は「右だ」と考え、それが正解であり当然だと思っています。こんなとき私は「ちょっと待て、左に行っても何か面白い発見があるのではないか」などと考え、人とは逆向きに歩き始めてしまうのです。そのために壁にぶつかったり穴にはまったりすることもありましたが、その一方で得られた収穫も多々ありました。

世間の常識では「治らない」とされる病気でも、私は「治してみよう」「治してみせる」

と考えます。だからこそ常識では考えられないような回復体験に立ち会うこともできたのだと思います。

また、できあがったものに自分なりの工夫や改良を加えることも大好きです。これも「人と同じなのはイヤ」という意識の現れなのでしょう。今あるものをそのまま使い続けるというのが、どうにも気に入らないのです。

ですから毎日使う治療器具にしても「もっと使いやすくできないか」といつも考え、実際に改良を施したりしますし、治療法にしても「もっと効率の良いやり方があるのではないか」と試行錯誤を繰り返したりします。

私が合気道を嗜むことは先にお話ししましたが、そこでもこうした性分が頭をもたげてきます。他の武術と同様、合気道にもいくつかの流派があるのですが、私は自分が習った流派だけでは満足できなかったのです。そのため他の流派の動きや技術を仔細に調べ、良いと思えるところを積極的に取り入れて、逆に無駄だと思われるところを省略するなど、あれこれの改変を加えました。

そして元の形とはずいぶん趣きの異なる、「遠山流」とも言える合気道を構築してしまったのです。

こうした思考や行動が、治療法にも反映しています。私は山元先生から習った頭鍼療法をひたすら勉強し習得するとともに、「未だ見出されていないポイントがまだまだあるのではないか」と考え、それを探し出そうとしたのです。

その結果、非常に多くのポイントやエリアが新たに見つかり、それによって私の治療の幅は大きく広がりました。私の性格が、私の治療の可能性を一回りも二回りも大きくしてくれたのです。

常に大衆の逆を行く

病気についての私自身の考えも、ここでお話ししておきましょう。世間の常識と比べると、かなり異質に思われる内容ばかりかもしれません。これも「世間の逆を向く」という性格のためかもしれませんが、そのおかげで70歳を過ぎても私はいたって健康です。

あくまで私自身の考えだということをご承知のうえで、お読みいただきたいと思います。

まず私は病気とは「患者さん自身が作るものだ」と考えています。いろいろな病気に今まさに苦しんでいる方には酷な言い方ですが、大方の病気という病気は、どこかから降って湧いたものではありません。その人自身が呼び寄せるものなのです。

では、何が病気を呼び寄せるのでしょう？　これにはいくつかの要素がありますが、まずは意識の問題です。

人の意識、あるいは思い込みというものは、非常に強い力を持っています。人ひとりを病気にすることくらい、朝飯前です。この意識の力をきちんと認識している人は決して多くはありません。そのために多くの人が病気になってから慌てふためき、医者だ薬だと騒ぎ出すはめになります。

ですが病気になってからあれこれと気を揉むよりも、そもそも病気にならなければそれがいちばんです。なぜ、そうしないのでしょう？

「そんなこと言ったって、誰だってなりたくて病気になるわけではないよ」

ほとんどの人はそう言うでしょう。もちろんです。誰だって病気にはなりたくありません。

ですが病気は、食事や生活習慣に加え、その人の意識の在り方が大きく影響します。

思い出してください。私は自分の治療について「脳神経に働きかけて、意識を書き換える」という表現をしました。そして意識を書き換えることで、それまで動かなかった手足が動くようになったり、ひどい痛みがスッと消えたりするのです。すべて、脳＝意識の力のなせるわざです。

ですからまずは「もう俺は病気にはならない」と自ら強く念じ、それを信じることです。そうすれば、病気のほうからあなたを避けて通るでしょう。

生活を楽しみ、感謝とともに生きる

昔から「笑う門には福来たる」と言いますが、これは事実です。毎日の生活を楽しみ、笑って過ごせる人は、喜びや幸福を見つけるのが上手です。またそうした方は「ああ、今日も楽しい一日だったな。ありがたいことだ」と、常に感謝を忘れません。

こんな話をすると、道徳の授業のように思われそうです。しかしちょっと考えてみれば、私たちが毎日を当たり前のように生きていけるのは、自然の恵みや誰かの助けがあればこそだということがわかるでしょう。

部屋の灯りがスイッチひとつでパッと点くのは、発電所から変電所、さらに長いケーブルを通って自宅まで電力が届いているからで、それらの設備を保守管理する多くの人々のおかげです。

買い物が不自由なくできるのは、さまざまな商品を並べて、いつ誰がやって来てもいいように準備している店があり、そこで働く人たちがいるからこそです。

「こっちはお金を払っているんだから、当然じゃないか」

そんなことを言う人もいるかもしれません。ですがそこに店がなかったら、どんなにお金があっても何も買えません。砂漠の真ん中でいくら札束を振り回しても、コップ1杯の水すら湧いて出てはくれないでしょう。

私たちの多くは、自分の力で日々を生きていると漠然と思いがちですが、それは大きな心得ちがいです。多くの人々や人間以外のものの見えない力に支えられ、毎日を生かされているのです。

そこに思い至れば、森羅万象すべてに対する感謝の気持ちが生まれます。そして生かされている時間を大切にし、存分に楽しみ、幸せに過ごそうと考えるはずです。それこそが、健康と幸福につながる道だと私は信じています。

実際、笑いは痛みを和らげ、ＮＫ細胞（体内に侵入したウイルスや体内で発生した悪性の細胞を攻撃する）を活発化させ、ガンすら消失させます。現在、日本人の２人に１人がガンになっているとも言われますが、そんな時代であっても、笑いがあれば怖くありません。

現代人は毒物に囲まれて暮らしている

皮膚から浸透する毒

私たちの身のまわりにある「毒」は、化学薬品や食品添加物だけではありません。さまざまな形でいろいろな毒素が、私たちの健康を害しているのです。

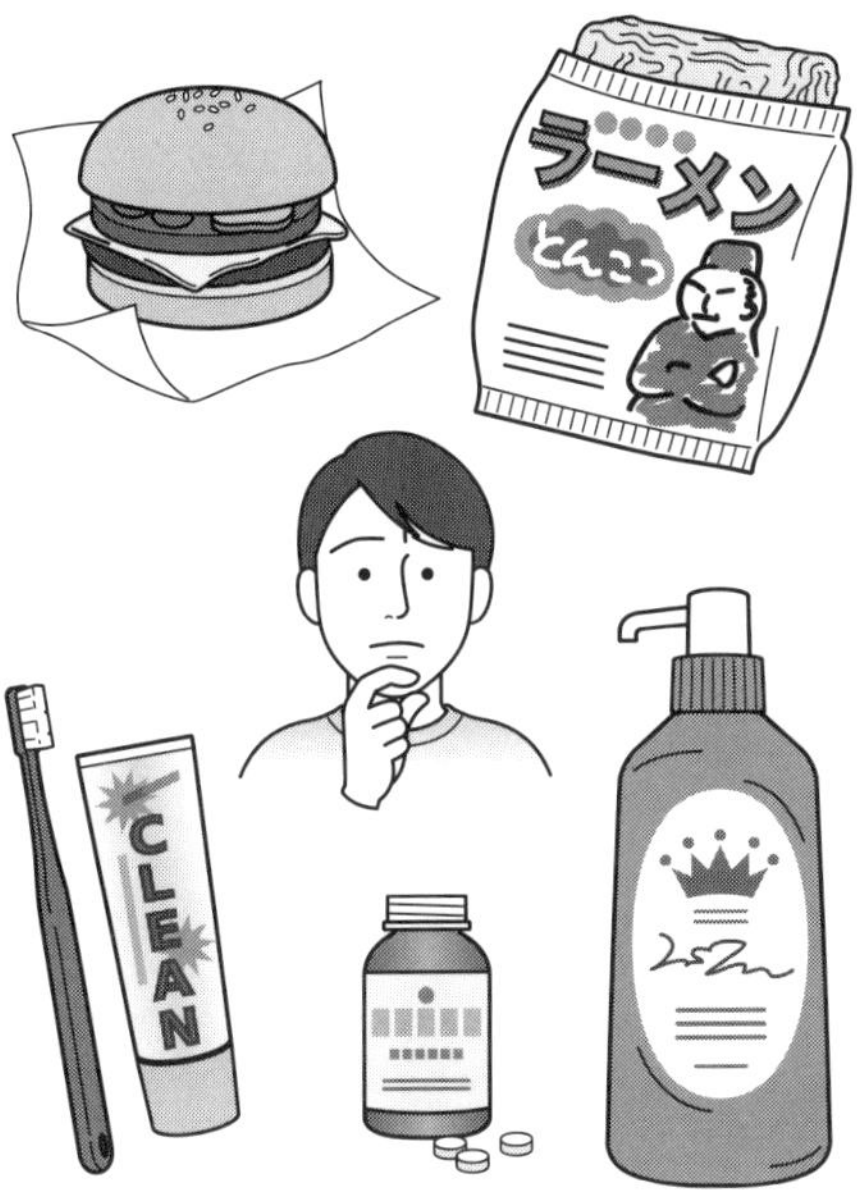

人は毒物に囲まれて生きている

わたしたち現代人のまわりには、健康に悪影響を及ぼす毒物がいっぱい。口から入るものだけではない。皮膚や粘膜から体内に浸透していくものにも注意が必要だ。

一般的にケミカルなものの過剰摂取は、口から、すなわち食事や飲み物、サプリメントなどとしてからだに入ってトラブルを引き起こすと考えられがちですが、私がもっとも危険視しているのは「経皮毒」、つまり皮膚から浸透していく毒性成分です。さらに具体的に言うならば、シャンプーや整髪料の類。また歯磨き粉やマウスウォッシュなどもそうです。

男性もそうですが、ことに女性にとっては、髪はおしゃれの一部であり、また身だしなみのひとつでもあります。ですからみなさんそれぞれに気を遣い、きれいに洗髪して形を整えて……と、お手入れに余念がありません。

それは良いことなのですが、そのときに使うシャンプーやリンス、各種の整髪料に含まれるさまざまな成分が、頭皮を通してからだに浸透していきます。私はそれを危惧しているのです。

シャンプーというと泡立ちが良く、指通りが滑らかなものが好まれるようですが、そうした機能を持たせるためには、さまざまな化学的成分を配合する必要があります。シリコンなどはその代表的なものでしょう。シャンプーのボトルの裏側を見てみると原材料が列記されていますが、聞いたこともないようなカタカナの材料名が並んでいます。これらがすべて頭皮に浸透していき、体内に蓄積されていくのです。

最近は「自然派」などと称して、化学合成成分をできるだけ使わずに作ったものも登場してきましたが、それとて「１００％天然自然」というわけにはいかないようです。使用感や保存性を考えると、それも仕方のないことなのでしょう。

私自身は男性ですし、常に短髪で通していることもあって、シャンプーの類は使いません。さすがに髪の長い女性はそうもいかないでしょうが、できるだけ自然に近いものを選び、またシャンプーの際には十分に洗い流すように心がけていただきたいと思います。

薬は「使いよう」

こんなことを言うと「暴言だ」と思われてしまいそうですが、私は基本的に「薬は毒だ」と考えています。だからといって人に「薬は飲むな」と無理強いはしませんが、私自身が医薬品を使うということはまずありません。

そもそも薬というのは、その効果を高めるために特定の成分を精製あるいは濃縮したものです。からだにとっては明らかに「異物」なのです。薬には副作用がつきまとうという点を見ても、決してからだに優しいものではありません。

ことに鎮痛剤の類は、痛みを感じる神経をブロックすることで痛みを感じさせなくする、麻酔のような働きを持ちます。鍼治療とはまったくちがうメカニズムで痛みを抑えるわけですが、それはからだにとって自然なやり方ではないでしょう。ハッキリ言って、薬はからだに対するゴマカシなのです。

ことに慢性疾患には薬は効きません。病気を悪化させるだけなのです。

とはいえ、「だから薬は不要だ」などとは、私は考えていません。それは「救急医療」という面があるためです。

事故や突然の発作など一分一秒を争う救急医療の現場では、強力な作用を持つ強い薬は必須です。からだに毒とか優しいとか、そんな選り好みができる状況ではありません。何をおいてもまずは命の危険を回避し、容態を安定させることが第一です。

このように、病院で処方される薬でも薬局・薬店で売られている薬でも、使いどころが肝心だと私は考えています。お医者さんや薬剤師さんが聞いたなら、たいそう叱られてしまいそうな話ではありますが。

遠山メソッドの「健脳食事法」

肥満に過食──麻痺した脳に健康を取り戻せ！

現代人はとかく食べ過ぎだと私は思っています。私は1日1食ですが、それで十分。ときには一日中、何も食べないことすらあります。それでもからだはいたって健康で、何の不具合もありません。

また食事の回数や量だけではなく、その内容も問題です。むしろこちらのほうが重要だと言えるでしょう。いろいろなところで言うことですが、糖質ばかり摂っていると、それが中性脂肪になり、肥満へとつながっていきます。

肥満で体重が増え、その反面、運動不足で足腰が衰えてくると、ちょっとしたことで転倒しやすくなります。ご年配の方にとっては、これはかなり危険なことです。

それに、すでに広く知られたことですが、肥満はそれ自体がさまざまな病気の呼び水になってしまうもの。健康を求めるのであれば、まず食生活の改善は欠かせません。

また過食は、脳が食欲をコントロールできていない、ということです。糖質の摂りすぎは脳の炎症を引き起こし、そのためにいろいろな異常が現れるのですが、過食もそうした現象のひとつととらえることができます。

消化器官は食物による影響を直接受ける器官ですから、良くも悪くも反応が出やすいところです。

なかでも敏感なのは腸です。

人は得てして舌と胃袋が満足するものばかり食べたがる傾向があります。こってりとした脂っこいものや、手軽で味の濃いインスタント食品など。ですがこれらは決して好ましいものではなく、「必要な栄養を必要なだけ補給する」という観点から見れば、明らかにからだに毒なのです。

こんな食生活を日常的に続けていては、当然ながら胃腸障害が起こります。まず腸のぜん動運動が鈍くなり、便秘や下痢が起こります。さらに過敏性大腸炎などの重篤なトラブルが起こってきます。

こうしたことを避けるには、やはり食習慣の改善しかありません。

舌や胃袋だけではなくからだ全体が欲するもの、必要とするものを、しかも適量食べるべきです。

あとは腸内環境を整えること。これは遠山メソッドによる治療でサポートできますが、やはり自分自身で食事に気を遣うことが第一でしょう。それができれば、自然と健康体へと近づいていけるはずです。

「不食」が腸内フローラを改善する

最近、「腸」が人の健康にとってたいへん重要な働きを担っていることが指摘されるようになってきました。

遠山メソッドでも、食の問題とともに、腸の重要性を説いてきました。人は生命を維持するためのエネルギーのすべてを腸から摂っているのですから、当然と言えば当然です。私に言わせれば「腸が7割、脳が3割」。腸は「第2の脳」とも言われるほど大切な器官なのです。

そこで問題となるのは「腸内環境」です。腸内にはからだに良い影響を与える微生物（細菌）が1000種類以上も住みついており、その数100兆個を超え、重量は1～1・5キロにもなります。

その様子が花畑（植物群集）にも似ていることから「腸内フローラ」と呼ばれますが、これがガン、動脈硬化、糖尿病、アレルギーをはじめさまざまな病気、うつなど精神疾患にも関連していることが近年明らかにされて、にわかに注目を集めているのです。

理想的な腸内環境とはおおまかに言って、腸のぜん動運動を活発にしてくれる善玉菌が多く、悪玉菌が少ない状態です。

あなたの腸内フローラが良好かどうかは自分でもすぐにわかります。それは排便です。悪玉菌の多い便やオナラは臭いのです。赤ちゃんの便があまり臭くないのは、ほとんどが善玉菌だからなのです。

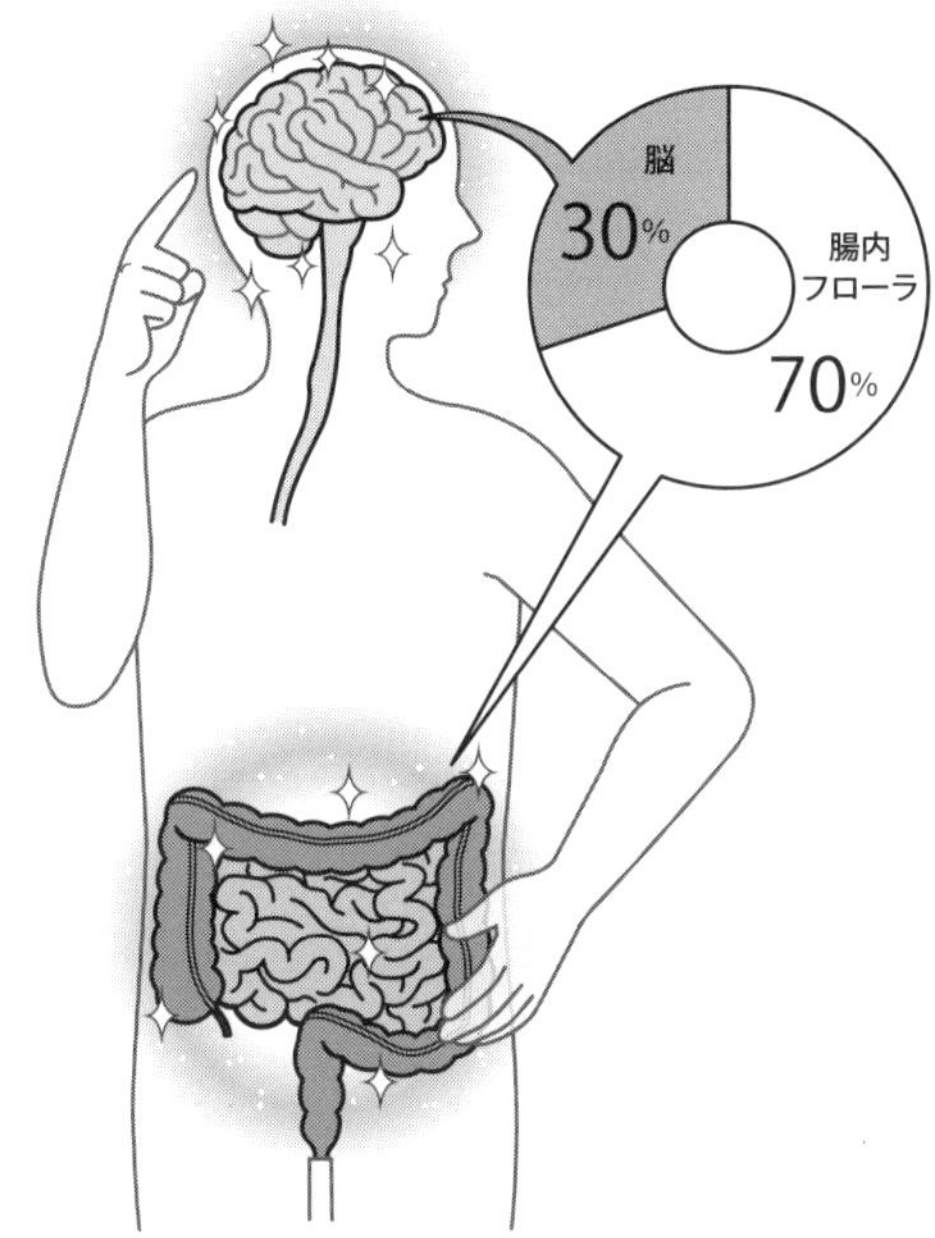

人の健康は脳と腸の働きで決まる

脳はからだとこころの司令塔。そして腸は外界からエネルギーを取り込む最重要器官。このふたつの働きは深く連結していて「腸脳力」ということばがあるほどだ。人間の健康の30%は脳が、70% は腸の働きが受け持っている。

腸に悪玉菌が増える原因は加齢と食事です。とくに多くの現代人が好んで食べているスナック菓子など油を使った加工食品は、悪玉菌がもっとも好むエサです。別の項でも述べましたが、とにかく現代人は舌や胃袋が満足するものばかり食べて、からだが本当に喜ぶものを食べていないのです。

また薬や化学的に合成されたサプリメントは、腸内の善玉菌を殺してしまいます。

腸内環境を整えるのにもっとも大事なのは食事です。一般的には食物繊維、発酵食品が良いとされ、また亜麻仁油やえごま油などの植物性油脂に含まれるオメガ3系脂肪酸は腸の動きを滑らかにすると言われます。

しかし私は、腸内環境を短期間で改善するのにもっとも有効な方法は「食べないこと」だと考えています。

食べなきゃ生きていけないじゃないか？　と言われるかもしれません。

それなら野生動物をごらんなさい。同じ哺乳類でも、彼らは1週間ぐらい食べなくても平気で生きているし、久しぶりの獲物を見つけたのに空腹で動けなかったなんていうこともありません。

「不食」のススメ

この「食べない」という問題をもう少し深く考えてみましょう。

空腹でフラフラしたりするのは、血液の中の糖分が不足するからで、つまり低血糖症という状態です。脳は血中のブドウ糖（最小に分解された糖）をエネルギーにしているので、糖分が不足すると脳の働きも低下して、意識朦朧としたりするわけです。

糖（糖質）は、脂質、タンパク質とともに人のからだのエネルギーとなりますが、この糖が体内に過剰に蓄積されると、万病のもとと言われる肥満や脂肪肝になります。

現代の普通の食生活をしている人のからだは、この糖質に強く依存しているので、からだにこれといって異常が見られない人でも、実はさまざまな病気のリスクと紙一重の状態です。

その一方で、脳を働かせる糖質とは別のエネルギーがあることがわかっています。それをケトン体といい、人のからだのなかの糖が欠乏してくると、肝臓でケトン体が作られ、脳だけでなくからだの様々な器官で、糖のかわりのエネルギーとして働くのです。ちなみに胎児の場合は、このケトンがからだに必要なすべてのエネルギーをまかなっています。

普通の人のからだは、糖をエネルギーとする「糖エンジン」で動いており、ケトンをエネルギーとする「ケトンエンジン」は、第2のエンジンと考えられてきました。

ところが食習慣の改善次第で、ケトンエンジンをからだの第1エンジンにすることができるのです。具体的には糖質に偏った食事を摂らないことで、ケトンエンジンが駆動しはじめるわけです。

ケトンエンジンのメリットは、脳の活動が活発になることです。糖にかわってケトン体が働いていると、頭脳明晰になるのが自分でも実感できます。

そしてケトン体は脂質の燃焼によって作られるので、からだの脂肪を燃焼させるのです。

近頃流行している糖質制限ダイエットとは、このメカニズムを利用しているわけです。

私が実践している「不食」は、こうして腸内環境を整え、からだの糖質依存を解消し、そこから連鎖的に、心身のさまざまなトラブルのリスクを取り去っていくわけです。

遠山メソッドは、このように食をはじめとしたさまざまな手法を積極的に用いて、頭鍼療法の効果を高め、持続させていく方法です。

もちろん鍼を打つだけでもいいのですが、これまでの生活習慣をちょっと見直して実践するだけで、効果は大きくアップします。効果が実感できると楽しくなって、ますます実践したくなるはずです。これを続けていれば、自分のからだへの信頼が増し、現代人が意識のなかに抱えている病気に対する漠然とした恐れや不安も、きれいに払拭されてしまいます。

「頭が良くなる鍼治療」はあるのか？

頭鍼療法で頭が良くなるかどうかは保証の限りではありませんが、頭部に鍼を打つと、まず血流が活発になります。施術の最中にも手足がホカホカと温まってくるのを実感できます。当然、脳内の血流も促進されますから、神経細胞への効果を別にしても、脳が元気になっていくことはまちがいありません。

脳の健康も、やはり食べ物が大きく関係してきます。

受験生を抱えた親御さんや、ボケを心配するご年配の方々の間では、よく「健脳食」が話題になります。これは文字通り「脳を健康にする食物」という意味で、海藻や小魚、植物油、ナッツ類などが挙げられます。

この健脳食にはいろいろな意見があり、食い違う主張もありますが、ちょっと小腹が空いたときなどにナッツ類を食べるのは、脳に良い習慣だと私も思います。一方の糖質は、やはりここでも避けるべき食材でしょう。

私のサロンには、受験のイライラが治まらなかったり、いわゆる「キレやすい子」が親御さんに連れられて来ることがあります。ですが彼らに遠山メソッドを施すと、まるで人が変わったようにスッと落ち着きを取り戻します。

その様子を見て親御さんも安心するのですが、大切なのはこの状態を長く保つこと。それにはやはり食習慣の改善が欠かせません。

自宅ではどうかわかりませんが、私のところにやって来る子どもたちは概して素直です。ですから食事指導も真面目に聞いてきちんと守ります。

さすがに学校帰りに買い食いをして……というようなときには友だち付き合いというものがありますから、「絶対食べない」というわけにはいきません。ですが、そんなときにはどうするか、というところまできちんとレクチャーしておくと、素直に従って、意外なまでに効果を現してくれるものです。

健康な脳の働きは、心身の機能をレベルアップしてイキイキした動作や思考や感覚をもたらしてくれます。ですから「遠山メソッド」で成績が上がったとしても不思議ではありません。

なお、子どもの話が出たついでにお話しするのですが、育ち盛りの子どもに牛乳を飲ませるのは避けてください。ほとんどの哺乳類は生まれてすぐに口にする母乳で、免疫力の基礎を獲得します。つまりそうした成分が母乳に含まれているというわけですが、牛乳は牛の赤ちゃんのためのものです。これを人間が飲むのは良くありません。ことに成長過程にある子どもにとっては、避けるべき食品だと考えてください。

もちろん大人も避けるべきです。世の常識に反して、牛乳は骨粗しょう症の原因になるからです。

私が野菜を食べない理由

私の食習慣は、一般に言われる「健康食」とはかなり異なります。まず、野菜や穀類は食べません。それには私なりの理由があります。

植物は動物のように移動することができません。そのため動物がやって来ても逃げるということができず、ただ食べられるばかりです。これではやがて絶滅してしまいますから、植物はいろいろな方法で種の保存を試みます。

もっとも多いのは果実を動物たちに食べさせ、遠く離れた場所まで種子を運ばせて、そこで繁殖するというもの。これならば自分は食べられてしまっても、子孫を残すことができます。

他には、できるだけ幹を高く伸ばして、動物たちの手が届かないようにするというもの。また茎や葉に針のようなトゲを持たせて武装するというもの。さらに動物たちにとっての毒素を分泌するというもの。いろいろです。

このうちの最後の方法は、毒キノコのように即効性を持つもののほか、動物のからだに蓄積されることでその命を縮めていくというものもあります。そしてこうした性質を持つ植物は、意外と多いのです。

野菜はビタミン、ミネラルの宝庫と言われ、食事療法というとまず「野菜をたっぷり摂りましょう」ということが言われます。ですが野菜や穀類に含まれるのは、人間にとって役立つ物質ばかりではありません。植物は植物で、そのＤＮＡのなかに自己保存のための武器を隠しているのです。そのため私は野菜や穀類を遠ざけているのです。

からだを作る材料に「いちばん近いもの」を食べる

また、動物である私たち人間にとって、植物である野菜や穀類はもっとも遠いところにある種です。エネルギーや栄養素を摂取するためには、適当とは言いにくいのです。

私たちのからだは、常に新陳代謝を繰り返しています。ターンオーバー（肌表面の細胞がおよそ30日で入れ替わっていくこと）は、美容に敏感な女性だけでなく、男性でも知っている人は多いでしょう。スピードの差はあるものの、私たちのからだは常に新しい細胞へと置き換え（細胞分裂）が進められていて、古い細胞を使い続けることで生まれるさまざまな害……老化や機能の低下を防いでいるのです。

ですが、全身の細胞を新しいものに常に置き換えていくためには、それだけ多くの「新しい細胞」を供給し続けなくてはなりません。それには良質の素材……細胞の原料が、大量に必要になります。私たちは食事によって、その素材を摂取しなくてはならないのです。

私たちのからだを構成する細胞はたんぱく質、さらに言えばアミノ酸によって作られます。ですからこれらの成分をたくさん摂れば、それだけ多くの細胞が作られ、置き換えがスムーズに進むはずです。

ですがここで私が重視しているのは、食事として摂るたんぱく質やアミノ酸が「人体に近いものかどうか」ということです。そのため私は、食材のなかでは人間のからだにもっとも近い動物性たんぱく質をよく摂るようにしています。

具体的には肉（牛、馬、鹿、イノシシ、熊、クジラ、イルカなどの哺乳類の肉）、ときどき魚も口にします。大豆をはじめとする豆類は「ヘルシーなたんぱく源」などと言われますが、私はまず口にすることはありません。

食事は1日1回、診療を終えた夜だけです。ご飯も野菜も食べず、たいていは牛肉を、少なくとも500グラム以上は食べます。

私くらいの年齢でこうした食生活を送っている人は、まずいないでしょう。ですが私はこの食事スタイルのおかげで健康そのもの。何の不具合もありません。

これもまた、世間とは逆に向かいたがる私の性格ゆえかもしれません。

日々の何気ない食事が健康と病気を分ける

いろいろなところでお話ししているのですが、穀類に含まれる糖質は、多くの病気を引き寄せる原因になります。そのため前項でお話ししたように、私自身はご飯や麺類はまず口にしません。

多くの方々は「いや、そこまではできない」と思うかもしれませんが、できることなら避けるべきでしょう。糖質の摂りすぎは脳の炎症の原因にもなり、それによって脳がからだの異常に正しく反応できなくなってしまうからです。

お腹が空くと、ご飯をしっかり食べたくなるものです。それはわかるのですが、糖質を摂ると血糖値が急速に上がり、また急速に下がってきます。この激しい乱高下が、さまざまな病気を呼ぶのです。

さらに、私たちの周囲には決して健康には良くない食物が、数限りなく溢れています。ファストフードやインスタント食品、おびただしい数の加工食品……。そうしたものを日常的に食べていたら、近年話題になっている「リーキーガット症候群＝ＬＧＳ（腸壁に穴が開いたり損傷することで起こるさまざまな疾患）」のリスクが高まりますし、それによって食物アレルギーの発症にもつながっていきます。

昔に比べて食物アレルギーや喘息、アトピーが爆発的に増えている背景には、こうした食べ物の影響があると考えてよいでしょう。

ことに妊娠・出産を将来に控えた若い女性は、自分自身の体調や体質がそのまま胎児に影響します。どうかくれぐれも気をつけていただきたいと思います。

「食べない」という食事療法

前述したとおり、普段の私は「1日1食」です。ですがときおり、その1度限りの食事さえも「食べない」ことがあります。それはからだを休めたいときです。

私は毎日の診療に加え、自分が主宰する若手養成塾での指導、各種の講演会や講習会、出張治療など、なかなか多忙な日々を過ごしています。丸一日、のんびりと骨休め……ということは、年に数日あるかないかです。

いかに「病気はしない、常に健康！」という意識付けがあるにせよ、疲れが溜まれば気持ちも萎えますし、元気もしぼんでしまいます。

そんなとき私はあえて食事をせず、からだを休めることにしています。

ものを食べると、消化器官は一斉に仕事を始めます。私の場合は1日1食ですから、なおさらなのかもしれません。それまでヒマを持てあましていた私の胃腸が「よぉし、仕事だぜ！」とばかりに働き始めます。

ですが食べたものを処理することは、意外とエネルギーを消費するのです。多くの人々は疲れが溜まってくると「栄養のあるものを食べて……」と考えますが、むしろそれは逆効果。むしろ食べないことでからだに負荷や刺激を与えず、できるだけパワーを温存してからだを休めるのがいちばんなのです。

最近私は、ウィークデーは断食、ウィークエンドは高たんぱく食を摂るという生活を始めましたが、パワーがアップし、疲労がなく、睡眠時間も短時間で十分。ますますからだが元気になるのを実感しています。

健康と幸せを引き寄せる方法

着るもの、身につけるものにも気遣いを

私は治療師という職業柄もあって、常に元気でいるように心がけています。自分が心身ともに元気でないと、そのパワーを患者さんに分けてあげることができません。ですからまず自分が元気で、毎日を楽しく暮らせるように心がけているのです。

そうした私の意識が端的に表れるのが、おそらく自分が着る服でしょう。

私は講演会やパーティなどに招かれる機会がしばしばあるのですが、そうしたときには決まってパワーのある服を好んで着ていきます。バッグや時計など、身につけるものすべてに気を遣います。派手……というのとも少しちがうのですが、世間の70代が着るような、地味でおとなしい服ではありません。それだけに人の注目を集めます。

周囲の注目を集めるということは、自信を強めることに直結します。また多くの人々の意

識を受け止めることで、自分自身のメンタルを強くすることにもつながります。そのために、こうした服を好んで着るのです。

治療のときも、ありきたりな白衣は着ません。生地と柄から布地を選んで、私のからだに合うように仕立てたものを着ています。春ならば小さな花々が咲き乱れる柄のものを着て、夏ならば夜空に開いた大輪の花火の柄のものを着たりします。患者さんとの会話のきっかけにもなりますし、患者さんの気持ちを明るく引き立てたり、楽しく治療に向き合う助けにもなります。

こんなところに気遣う治療家は、実際のところあまりいないでしょう。ですがこういう細かいところが意外と大きな効果を生み出すものだと、私は考えています。

悪いこと、不幸せなことは考えない

病気やケガに縁がなく、毎日元気で健康、しかも楽しく暮らしていける。それが実現したならどんなに楽しいことか……。そうした願いはどんな時代でも多くの人々に共通する思いです。そしてまた多くの人々が、そうした願いは叶わないものだと思い込んでいるようでもあります。

ですが「健康で楽しい毎日」は、誰でもかんたんに手に入れられるものだと私は考えています。

まず、悪いことや不幸せなことは考えないことです。病気や体調を気にするのは良いことですが、それを恐れたり、必要以上に不安に思うのは良くありません。「病気になったらどうしよう」などと考えてばかりいると、それがストレスになりますし、結果として病気を呼び寄せることになってしまいます。

頭鍼療法の絶大な効果が物語っているように、人間は脳＝意識を書き換えることで、からだはどんどん変わっていきます。ですから元気で、幸せなことばかりを考えていれば、人は自然とそうなっていくのです。

日々の生活のなかではいろいろなことが起こり、ときには思うように事が運ばないことだってあります。でもそんなことは当たり前。いちいち腹を立てたり、ぶつぶつと文句を言ったりしたところで、どうなるものではありません。小さなことに怒ったりせず、悠々としていれば、心にも余裕が生まれます。

私たちは誰でも縁あってこの世に生まれてきました。それも人間に生まれてきたのです。

今、地球上でもっとも繁栄を謳歌している生き物として、生まれてきたのです。

だったら存分に生を楽しみ、毎日を楽しみ、幸福を手にしなければ、もったいないではありませんか？

イヤなことは起こらない。いつも楽しく、いつも幸せ。そう信じて日々を暮らすことが、健康と幸福の第一歩だと私は信じています。

私に「失敗した」とか「辛い」とかいう言葉はありません。

毎日が「ツイてる！」「楽しい！」ばかりです。

無理な努力もまったくしません。ただ前進のみ、行動のみ、です。

日々ただ幸せばかり。ありがとう、と心から感謝する毎日です。

健康寿命130歳論——あとがきにかえて

医療の道を志した若き日、私はふと目にしたある言葉に深い感銘を受けました。

人間は誰でもからだのなかに100人の名医を持っている——。

「医学の父」と言われる古代ギリシャの医者ヒポクラテスの言葉です。

今から思えば、これは人間が本来備えている自然治癒力について明確に語った言葉であり、鍼の力で、人間の脳に秘められた自己治癒力を引き出すという「てっぺんのはり」の根本的な治療哲学そのものです。

もし100人の名医がその働きを十分にしてくれるならば、私たちには病院も薬も必要ないのです。

たしかに現代の高度化した医療は、分子、遺伝子のレベルにまで細分化し、人間の心身に関するたいへん貴重な知見を提供してくれます。私もそれを否定するどころか、日々の治療に大いに役立てています。

しかし今、日本のあちこちで、多くの病院が倒産するほどひしめきあい、過剰とも言える医療サービスや大量の医薬品が供給されているにもかかわらず、病気も病人もいっこうに減る気配がないのは、いったいなぜでしょう。

つまり病院医療は決して成功していないのです。

人の寿命そのものは一見順調に伸び続けているように見えますが、それは健康寿命が延びたということではありません。病気を抱え、多量の薬を飲み続ける不安な時間が延長しただけです。

また大量生産大量消費というシステムのなかで、私たちは農薬や添加物に汚染された工業製品のような食べ物を食べ続け、飽くなき欲望のために生命を消耗するような働き方、生き方を余儀なくされています。

人々がそのことに気づき、誤った食生活、誤った生き方や考え方を改めて、心とからだを正しい軌道に戻すならば、人間には１３０歳まで生きるポテンシャルがあると私は信じています。

ただ１３０歳まで生きられるというだけではありません。１３０歳まで健康を維持できる、という意味です。

それはヒポクラテスが紀元前5世紀という遥か昔に正確に指摘していた、人間のなかの100人の名医を目覚めさせることができるかどうか——その一点にかかっています。あなたのなかの眠れる主治医たちは、いつでもその出番を待っているのです。

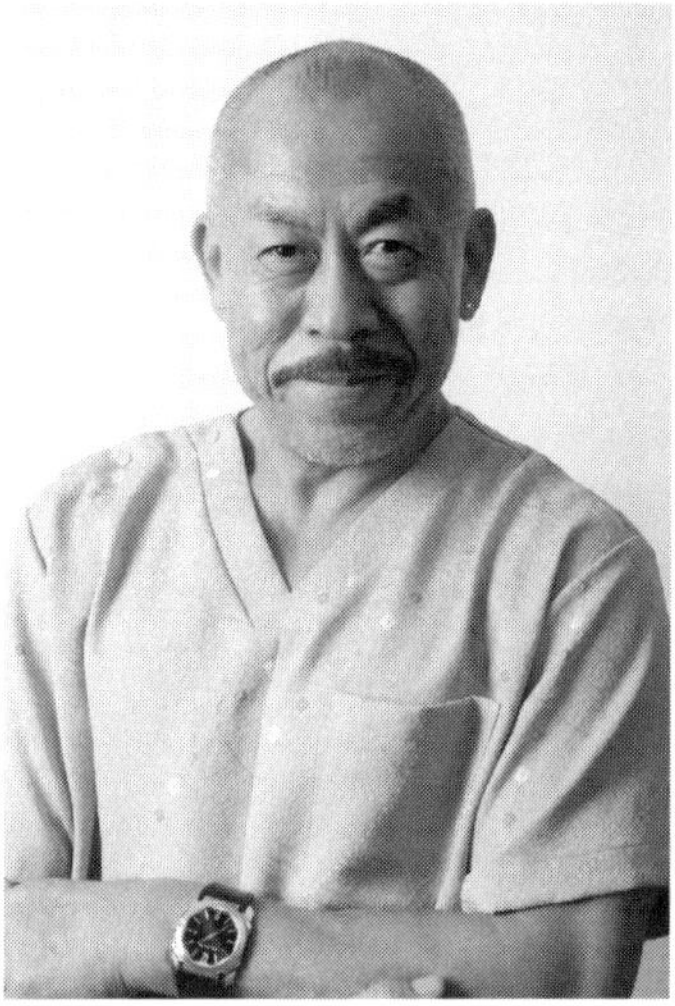

頭鍼＆美容鍼サロン てっぺんのはり

神奈川県横浜市西区高島二丁目 18 番 1 号
そごう横浜店 9階
電話 045-442-0777
https://teppennohari.com/

院長ブログや動画共有サイト YouTube でも「遠山塾」のタイトルで、頭鍼療法、操体法をメーンに、健康や美容に関する遠山メソッドの最新情報を公開中。プロの治療師、現役医師などを対象に頭鍼療法を教える遠山塾を月 1 回のペースで開催している。

遠山 繁　とおやま しげる

1945年、東京生まれ。高校在学中、重い椎間板ヘルニアにかかったことで故橋本敬三医師の「操体法」に出会い、数年かけてこれを習得。1963年に神奈川県藤沢市で藤沢操体院を開業。さらに湘南医療福祉専門学校（現）で学んだ後、1983年に操体法と鍼灸を組み合わせた独自の治療方法で再スタート。鍼治療、操体法や合気道の指導などで治療師として全国的に名を知られるようになる。1999年、知人の紹介で山元敏勝医師のYNSA（山元式新頭鍼療法）に出会い、それまでどんな治療を受けても治らなかった痛みや障害がその場で改善されるのを目の当たりに。すぐに山元医師の指導を受けて知識と技術を習得。治療院もYNSA藤沢操体鍼療院として頭鍼療法をメーンに据えた治療に本格的に切り替える。年々その評判と名声は全国の医療関係者の間でも高まり、忙しい診療スケジュールの間を縫っては講演や治療の要請に応えて全国を駆けまわっている。2017年7月、横浜駅前のそごう百貨店9階に新しく「頭鍼＆美容鍼サロンてっぺんのはり」をオープン。

頭鍼治療「てっぺんのはり」の奇跡力

2017年7月18日　第一版　第一刷

著　者　　遠山 繁
編集協力　植野 徳生　武田 了
発行人　　西 宏祐
発行所　　株式会社ビオ・マガジン
〒141-0031　東京都品川区西五反田8-11-21
五反田ＴＲビル1F
TEL：03-5436-9204　FAX：03-5436-9209
http://biomagazine.co.jp/

印刷・製本　シナノ印刷株式会社

ISBN978-4-86588-016-8　C0047